北京市自然科学基金（青年项目）［项目编号：7244482］

太极心康方案的研发及在冠心病人群中的实证研究

张建伟 著

人民体育出版社

图书在版编目（CIP）数据

太极心康方案的研发及在冠心病人群中的实证研究 / 张建伟著. -- 北京：人民体育出版社，2024
ISBN 978-7-5009-6444-5

Ⅰ.①太… Ⅱ.①张… Ⅲ.①太极拳－应用－冠心病－防治 Ⅳ.①G852.11②R541.4

中国国家版本馆CIP数据核字(2024)第070846号

*

人民体育出版社出版发行
北京中献拓方科技发展有限公司印刷
新 华 书 店 经 销

*

710×1000 16开本 9印张 163千字
2024年9月第1版 2024年9月第1次印刷

*

ISBN 978-7-5009-6444-5
定价：58.00元

社址：北京市东城区体育馆路8号（天坛公园东门）
电话：67151482（发行部）　　邮编：100061
传真：67151483　　　　　　　邮购：67118491
网址：www.psphpress.com
（购买本社图书，如遇有缺损页可与邮购部联系）

摘　要

当前，心血管疾病已成为危害人类健康的主要疾病，其中冠心病已成为导致人类死亡的首要原因。如何防治心血管疾病的发生，提高患者的生活质量，已成为一项重大的公共卫生任务。随着全民健身与国民健康的深度融合，太极拳在健身和医疗康复中发挥了不可替代的作用。因此，如何将太极拳与现代心脏康复理念相结合，充分发挥中国传统体育养生功法的优势，构建其安全、有效且独具中国特色的太极心康方案，具有十分重要的现实意义和理论价值。

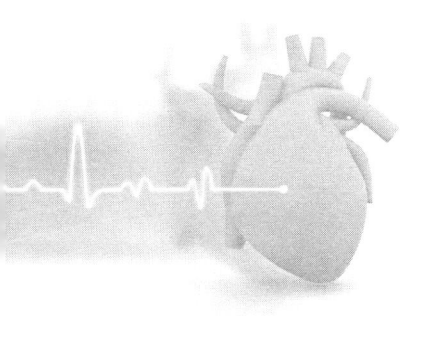

研究目的：

本研究以体医融合为视角，根据现代康复医学运动处方模式和基本要求，按照寻求循证医学证据、研发干预方案及临床科学实证的研究路径开展研究。本研究的主要目的是研发太极心康方案，并探讨其在冠心病人群中应用的有效性，为提出心脏康复运动处方体系的"中国方案"提供科学依据。

研究方法：

①太极心康方案研发部分主要运用文献资料法与实验法。通过全面、系统地检索国内外数据库，查阅建库至2020年6月的相关文献资料并进行Meta分析。运用RevMan 5.3软件绘制森林图，Stata 15.1软件进行敏感性分析，发表偏倚采用Egger法。通过MateMax 3B便携式心肺功能测试仪对太极心康方案的核心内容进行能量消耗评估。

②太极心康方案实证研究部分主要运用实验法。采用多中心、随机对照实验研究方案，运用组别×时间的混合实验设计。招募冠心病患者56例，按照1∶1比例随机分为两组，每组28例，实验组采用太极心康方案进行干预；对照组采用常规运动康复方案进行干预，两组患者均给予药物治疗。干预周期为11个月，其中包括2个月的院内康复与9个月的居家康复，居家康复采用腾讯会议远程监控形式。数据分析采用SPSS 21.0统计软件，不同时间节点指标比较采用重复测量方差分析。本研究以生活质量（SF-36）作为主要结局指标，以心肺功能、超声心动图、运动能力、身体成分、血脂代谢、焦虑抑郁情绪及运动依从性作为次要结局指标。

研究结果：

①构建了以太极八法五步为核心内容的太极心康方案，其动作内容简单易学，动作结构严谨合理；在习练太极心康方案核心内容过程中能量消耗强度呈"阶梯式"增长；太极心康方案核心内容运动强度小于24式简化太极拳的运动强度［（2.21±0.44）METs VS（3.2±0.14）METs］，是中小强度的有氧运动；系统化的太极心康方案由拳境导入、太极八法五步、太极运劲功及太极松静功四部分构成。

②经检验，两组被试在一般人口学信息、患病情况及基础用药等方面无显著性差异，$P>0.05$，说明基线水平均衡具有可比性。第一，主要结局指标组内比较：太极心康方案干预后，生活质量总分（Tol）提高88.00，$P<0.01$，生理健康（PHC）层面提高33.11，$P<0.05$，心理健康（MHC）层面提高63.77，$P<0.01$，其中生理职能（RP）、一般健康状况（GH）、社会功能（SF）及情感职能（RE）显著性提高，且具有远期疗效，$P<0.01$。第二，主要结局指标组间比较：干预后太极心康方案在RE维度及MHC层面显著性高于常规运动康复方案，且具有远期疗效，$P<0.05$。第三，次要结局指标组内比较：太极心康方案干预后，心肺功能指标6分钟步行距离（6MWD）显著性提高，$P<0.05$；运动能力指标体前屈、闭眼单脚站、闭目原地踏步非常显著性提高，$P<0.01$；焦虑（GAD-7）、抑郁（PHQ-9）情绪非常显著性降低，$P<0.01$；常规运动康复方案干

预后心肺功能指标摄氧量、无氧阈摄氧量、峰值梅脱值、最大自主通气量的峰值显著性提高，$P<0.05$；身体成分指标内脏脂肪含量及PHQ-9显著性下降，$P<0.05$。第四，次要结局指标组间比较：干预后太极心康方案在PHQ-9方面显著低于常规运动康复方案，$P<0.05$；运动依从性显著高于常规运动康复方案，$P<0.05$；常规运动康复方案在身体质量指数（BMI）、内脏脂肪含量方面显著低于太极心康方案，$P<0.05$。两组患者均未出现不良反应及不良事件。

研究结论及建议：

①针对冠心病患者构建了由拳境导入、太极八法五步、太极运劲功及太极松静功四部分构成的系统化的太极心康方案，并针对该方案的科学性、合理性及安全性进行论证，形成与常规运动康复方案互补的中国方案。

②临床实验研究发现，太极心康方案在提高冠心病患者生活质量、增强运动能力、改善焦虑抑郁情绪等方面取得了显著疗效，而常规运动康复方案在改善冠心病患者心肺功能、身体成分两方面具有显著疗效。两种运动康复方案均具有较高的安全性，但太极心康方案的运动依从性相对较高。

③建议今后可将太极心康方案更多地应用于临床实践中，不断完善心脏康复运动处方体系，为国际心脏康复发展贡献中国智慧。

目 录

第一章 绪论 （1）

第一节 选题背景 （1）
第二节 研究目的 （5）
第三节 研究意义 （5）
 一、理论意义 （5）
 二、实践意义 （5）
第四节 研究内容 （6）
 一、针对冠心病患者研发太极心康方案 （6）
 二、太极心康方案对冠心病患者康复疗效影响的实证研究 （6）
第五节 研究技术路线图 （7）

第二章 文献综述 （8）

第一节 冠心病概述 （8）
第二节 心脏康复概述 （9）
 一、心脏康复概念 （9）
 二、心脏康复的研究进展 （10）
第三节 心脏康复运动处方对冠心病患者影响的综述 （13）
 一、有氧运动对冠心病患者影响的研究进展 （13）
 二、抗阻训练对冠心病患者影响的研究进展 （14）
 三、柔韧性及平衡性训练对冠心病患者影响的研究进展 （15）

  第四节 运动改善冠心病的机制及临床疗效……………………（16）
    一、运动改善冠心病的机制……………………………………（16）
    二、运动防治冠心病的临床疗效………………………………（19）
  第五节 太极拳应用于心脏康复领域中的研究进展………………（21）
    一、太极拳在心脏康复治疗中的优势…………………………（21）
    二、太极拳在心脏康复治疗中的应用现状及问题……………（23）
  第六节 太极拳对冠心病慢性冠脉综合征患者生活质量影响的
      Meta分析……………………………………………………（25）
    一、研究目的……………………………………………………（25）
    二、研究方法……………………………………………………（25）
    三、研究结果……………………………………………………（27）
    四、讨论分析……………………………………………………（34）
  第七节 小结…………………………………………………………（35）

第三章 冠心病患者太极心康方案的研发……………………（36）

  第一节 初步构建冠心病患者太极心康方案的核心内容…………（36）
    一、太极心康方案核心内容的确立……………………………（36）
    二、制订太极心康方案核心内容的依据………………………（36）
  第二节 冠心病患者太极心康方案专家论证………………………（45）
    一、专家遴选的标准……………………………………………（45）
    二、专家会议主题………………………………………………（46）
    三、会议流程……………………………………………………（47）
    四、论证结果……………………………………………………（47）

第四章 太极心康方案对冠心病患者康复疗效影响的实证研究
     ……………………………………………………………………（54）

  第一节 实验设计……………………………………………………（54）

第二节　研究对象……………………………………………（55）
　　　　一、研究对象来源………………………………………（55）
　　　　二、纳入和排除标准……………………………………（56）
　　　　三、伦理学审查…………………………………………（57）
　　第三节　研究方法……………………………………………（57）
　　　　一、样本量计算…………………………………………（57）
　　　　二、随机方法及盲法……………………………………（58）
　　　　三、干预方案……………………………………………（58）
　　　　四、测试指标及方法……………………………………（60）
　　　　五、数据监管……………………………………………（64）
　　　　六、数理统计……………………………………………（65）
　　第四节　研究结果……………………………………………（66）
　　　　一、基线水平检验结果…………………………………（66）
　　　　二、太极心康方案对冠心病患者生活质量的影响结果………（68）
　　　　三、太极心康方案对冠心病患者临床疗效的影响结果………（83）
　　第五节　讨论与分析…………………………………………（100）
　　　　一、太极心康方案对冠心病患者生活质量影响的分析………（101）
　　　　二、太极心康方案对冠心病患者临床疗效影响的分析………（103）
　　第六节　小结…………………………………………………（112）

第五章　全文总结……………………………………………（113）

　　第一节　研究结论……………………………………………（113）
　　第二节　研究的创新性………………………………………（113）
　　第三节　研究的局限性………………………………………（114）
　　第四节　研究展望与建议……………………………………（114）

附录……………………………………………………………（115）

第一章 绪论

第一节 选题背景

目前,心血管疾病(cardiovascular disease,CVD)已成为威胁人类身心健康和生命的首要疾病[1]。随着国家经济的快速发展,国民的生活方式发生了巨大的改变,特别是近年来人口老龄化进程的加快与心血管疾病危险因素的增加,导致心血管疾病的发病率不断上升,因此造成的经济负担日益加重,如今已成为全球面临的重大公共卫生问题[2, 3]。国家心血管疾病中心2018年发布的《中国心血管病报告2018》显示,我国心血管疾病死亡人数居城乡居民死亡总人数第一位,农村占比为45.50%,城市占比为43.16%,高于肿瘤等其他疾病[4]。预测未来10年心血管疾病的数量将继续快速增长。为进一步推动《"健康中国2030"规划纲要》的实施,2019年7月15日,国务院发布了《国务院关于实施健康中国行动的意见》(以下简称《意见》),在《意见》中明确提出把实施心脑血管疾病防治行动放在防控重大疾病的首位。

由心脏和血管病变引起的疾病统称为心血管疾病,包括冠心病、先天性心

---

[1] Moran AE, Forouzanfar MH, Roth GA, et al. Temporal trends in ischemic heart disease mortality in 21 world regions, 1980 to 2010: The global burden of disease 2010 study [J]. Circulation, 2014, 129(14): 1483-1492.

[2] Murray CJ, Atkinson C, Bhalla K, et al. The state of US health, 1990—2010: burden of diseases, injuries, and risk factors [J]. JAMA, 2013, 310(6): 591-608.

[3] Murray CJ, Hay RJ, Hutchings SJ, et al. UK health performance: findings of the Global Burden of Disease Study 2010 [J]. Lancet, 2013. 381(9871): 997-1020.

[4] 胡盛寿,高润霖,刘力生,等.《中国心血管病报告2018》概要[J]. 中国循环杂志,2019, 34(3): 209-220.

脏病和心力衰竭等[1]。冠心病（coronary heart disease，CHD）全名为冠状动脉粥样硬化性心脏病，亦称缺血性心脏病，是最常见的一种心血管疾病[2]。2019年欧洲心脏病学会（European Society of Cardiology，ESC）发布了《2019 ESC 慢性冠状动脉综合征的诊断和管理指南》（以下简称《指南》）[3]，《指南》中对冠心病重新定义分类，将其重新分类为急性冠脉综合征（acute coronary syndrome，ACS）和慢性冠状动脉（冠脉）综合征（chronic coronary syndrome，CCS）。慢性冠状动脉（冠脉）综合征涵盖了冠心病的不同发展阶段，包括无症状的心肌缺血、血管痉挛和微循环病变等临床表现。目前，在心血管领域的大多数指南中，心脏康复属于Ⅰ类推荐[4,5]。临床实践证明，心脏康复是冠心病的最佳管理模式[6]。

目前，国际心脏康复蓬勃发展，其理论和实践体系已相对完善。美国国家心血管数据库注册研究资料显示，美国大约有60%的患者参与术后的心脏康复，日本、英国等其他发达国家术后参与人数也达到了21%～30%[7]。随着人们对环境、个体生活方式及疾病自身发展等与冠心病相关性的因素的认识逐步加深，心脏康复的目的也发生了转变。早期心脏康复主要以改善冠心病症状、预防心肌梗死后并发症为主要目的，后期转变为以延缓或抑制冠状动脉粥

---

[1] World Health Organization. Cardiovascular diseases（CVDs）[EB/OL].[2015-01-25]. http://www.Who.Int/mediacentre/factsheets/fs317/en/.

[2] 尤黎明,吴瑛.内科护理学[M].北京：人民卫生出版社,2012:203-204.

[3] Knuuti J, Wijins W, Saraste A, et al. 2019 ESC guidelines for the diagnosis and management of chronic coronary syndromes[J]. Eur Heart J, 2020（44）:41.

[4] Thomas RJ, King M, Lui K, et al. AACVPR/ACC/AHA 2007 performance measures on cardiac rehabilitation for referral to and delivery of cardiac rehabilitation/secondary prevention services[J]. JCardiopulm Rehabil Prev, 2007, 27（5）:260-290.

[5] Piepoli MF, CorràU, Benzer W, et al. Secondary prevention through cardiac rehabilitation: from knowledge to implementation: a position paper from the Cardiac Rehabilitation Section of the European Association of Cardiovascular Prevention and Rehabilitation[J]. Eur J Cardiovasc Prev Rehabil, 2010, 17（1）:1-17.

[6] West RR. Cardiac rehabilitation following myocardial infarction[J]. Journal of the American College of Cardiology, 2005, 45（11）:481-487.

[7] Aragam KG, Dai DD, Neely ML, et al. Gaps in referral to cardiac rehabilitation of patients undergoing percutaneous coronary intervention in the United States[J]. JACC, 2015, 65:2079-2088.

样硬化进展、降低死亡率与再发心血管事件、提高生活质量为最终目标。由此可见，心脏康复已经演变为一种将康复与二级预防相结合、将个体化运动处方与慢性疾病管理相结合的一项长期综合干预方案。虽然近年来我国心脏康复发展有了较大的进步，但起步相对较晚。一方面，由于受到社会发展、生产力水平、地域经济失衡等因素的影响，导致心脏康复中心目前难以在全国普及，真正开展心脏康复的医疗机构也相对较少，医生开具康复处方也缺乏规范性；另一方面，目前心血管领域更加注重急性发病期的救治，而对术后康复缺乏相对系统的理论与实践指导，对于涵盖心脏康复和二级预防的心脏康复医学仍缺乏充分的认识。由此而带来的高患病率、再发心血管事件风险加大、医疗支出占比加大、医患纠纷增多及残障率提高等都加重了个人、家庭及社会的负担。由此可见，在我国开展心脏康复与二级预防的情势已十分紧迫。

2016年8月，习近平总书记在全国卫生与健康大会上提出"把人民健康放在优先发展的战略位置"[1]。2016年10月，国务院又印发了《"健康中国2030"规划纲要》，提出"加强体医融合和非医疗健康干预的战略任务"[2]。随着心脏病学及运动康复学的不断发展，冠心病患者的术后康复逐渐被医学界所重视，积极参与体育锻炼已成为心血管患者获得生活自信、恢复器官功能的一个重要手段。运动康复是心脏康复的核心内容，美国运动医学学会（American College of Sports Medicine，ACSM）一直秉承和倡导"运动是良医"的理念[3]。心脏康复的治疗模式主要由运动、药物、营养、心理及戒烟处方"五大处方"组成，它是一个联合多学科、运用多种干预模式的综合性康复方案[4]。心脏康复人员通过合理搭配"五大处方"为患者提供最佳的治疗方案，从而全面提高患者的各项机能，使冠心病的致病因素大大减少，延缓或抑制冠心病的发展，减少患病的可能性，优化患者生活质量。运动康复是最健康、最经济、最治本的心脏康复手段，不仅能够抑制冠心病的发展，还能提升患者的身体素质。运动康复主要包括宣传教育、检查与评估、运动疗法三部分

---

[1]陈维嘉.把人民健康放在优先发展战略地位——习近平以人民为中心的卫生健康观探析[J].经济社会体制比较，2018（4）：1-8.

[2]周碎平.从《"健康中国2030"规划纲要》透析全民健身运动的走向[J].南京体育学院学报（社会科学版），2017，31（1）：59-63.

[3]美国运动医学学会.ACSM运动测试与运动处方指南（第9版）[M].王正珍，译.北京：人民卫生出版社，2014.

[4]胡大一.中国心脏康复的现状与发展思路[J].中国实用内科杂志，2017，37（7）：581-582.

内容，其中运动疗法在整个过程中处于核心地位。2010年，国外学者第一次报道了运动康复与冠心病患者生存率的关系。老年冠心病患者运动康复组心血管事件发生率与对照组相比显著降低（30% VS 62%，P=0.001），有氧运动能显著提高冠心病患者的生存率[1]。国内外研究验证了多种运动形式对冠心病患者具有良好的康复作用，形式多样，方法不一，主要包括有氧运动、抗阻运动、平衡及伸展性运动、中医传统运动等[2-4]。近年来，随着对太极拳运动的深入研究，发现太极拳运动能够有效改善心血管疾病，对心脏康复起到积极的促进作用。在1980年前后，我国学者就太极拳与冠心病患者的心脏康复进行了相关研究，并得出结论：太极拳对心脏康复有较好的促进作用[5]。近几年，国外学者关于太极拳在心脏康复领域的研究越来越多，研究发现太极拳在一定程度上可以提高冠心病患者的运动耐力，利于患者术后康复[6,7]。

基于"全民健身""健康中国"的国家战略背景，心脏康复方案的构建和临床运用对治疗心血管疾病有极大的促进作用，尤其是开展"本土化"的心脏康复方案更符合当前的发展趋势。本研究隶属于国家科技部重点研发计划"人体运动促进健康个性化精准指导方案关键技术研究"（课题编号：

---

[1] Onishi T. Effects of phase Ⅲ cardiac rehabilitation on mortality and cardiovascular events in elderly patients with stable coronary artery disease [J]. Circ J, 2010, 74（4）: 709–714.

[2] Ivind, Rognmo, Eva, et al. High intensity aerobic interval exercise is superior to moderate intensity exercise for increasing aerobic capacity in patients with coronary artery disease [J]. European Journal of Cardiovascular Prevention & Rehabilitation, 2004, 11（3）: 216–222.

[3] GOLDBERG, Andrew P. Aerobic and resistive exercise modify risk factors for coronary heart disease [J]. Medicine & Science in Sports & Exercise, 1989, 21（6）: 669–674.

[4] Shinji S, Shigeru M, Ryusei U, et al. Effect of Tai Chi training on baroreflex sensitivity and heart rate variability in patients with coronary heart disease [J]. International Heart Journal, 2010, 51（4）: 238–241.

[5] 钱剑安，龚兰生，杨琪，等. 太极拳锻炼对心脏病患者的作用 [J]. 上海第二医科大学学报，1986, 6（4）: 366–367.

[6] Lisa L, Sarah J, Linda K, et al. Energy expenditure and cardiovascular responses to Tai Chi Easy [J]. Complementary Therapies in Medicine, 2015, 23（6）: 802–805.

[7] Liu T, Chan AW, Liu YH, et al. Effects of Tai Chi-based cardiac rehabilitation on aerobic endurance, psychosocial well-being, and cardiovascular risk reduction among patients with coronary heart disease: A systematic review and meta-analysis [J]. Eur J Cardiovasc Nurs, 2018, 17（4）: 368–383.

2018YFC2000600）的子课题。本人参与了课题的申报工作、实验方案设计、实验干预全过程、数据采集、随访及论文撰写等方面的工作。

第二节 研究目的

本研究以体医融合为视角，以中西医结合为切入点，根据现代康复医学运动处方模式和基本要求，按照寻求循证医学证据、研发干预方案及临床科学实证的研究路径开展研究。本研究的主要目的是研发太极心康方案，通过多中心、随机对照研究对该方案的有效性进行科学实证，旨在观察太极心康方案对冠心病患者主要结局指标——生活质量及心肺功能、焦虑抑郁、运动能力等次要结局指标的影响，为冠心病患者提供最优化的心脏康复运动方案，从而完善心脏康复运动处方体系，制订适合我国国情的本土化心脏康复方案，为提出心脏康复运动处方体系的中国方案提供科学依据。

第三节 研究意义

一、理论意义

太极拳不仅具有强身健体、攻防技击的价值功能，而且具有和谐身心的作用，在我国具有广泛的群众基础。随着时代的发展，太极拳的文化与养生功能越来越被大众所重视。2020年12月17日，太极拳申遗成功标志着中国又一项非遗得到世界认可，成为向世界各国展示中国文化的独特窗口。本课题主要运用"运动是良医，运动促进健康"的理念，结合太极拳特殊的健身功效，围绕冠心病人群构建安全、严谨且独具中国特色的太极心康方案，以弥补心脏康复常规运动方案的不足，进一步完善心脏康复运动处方体系，为服务"健康中国""全民健身"等国家战略助力，为国际心脏康复发展贡献中国智慧。

二、实践意义

本研究以"体医融合"为视角，参照西方运动康复评估体系，构建了独具中国特色的太极心康方案，并对其有效性进行了科学实证研究。此外，进一步与西方常规运动康复方案进行比较，为患者提供最适合的康复方案。太极心康方案的研发既缓解了我国心脏康复中心少的困境，又节省了大量的医疗资源，为冠心病患者的心脏康复治疗提供新思路、新方案，在今后临床康复实践中具有较大的应用前景。

第四节　研究内容

一、针对冠心病患者研发太极心康方案

通过查阅文献资料，运用Meta分析寻找将太极拳应用于心脏康复领域的循证医学证据，初步构建冠心病患者太极心康方案的核心内容，从方案创编的动作内容及动作结构上分析其合理性，运用便携式心肺功能测试仪评估其动作选取的科学性，以及通过与24式简化太极拳运动强度进行对比确定其安全性。然后邀请心脏康复领域心内科专家、运动医学领域康复学专家及体育学领域太极拳专家等召开专家论证会，对初步构建的太极心康方案进行修订与完善，在参考常规运动康复方案的基础上，最终形成系统化、规范化、科学化的太极心康方案。

二、太极心康方案对冠心病患者康复疗效影响的实证研究

通过随机对照临床实验研究，探讨太极心康方案对冠心病患者康复疗效的影响，并进一步通过与常规运动康复方案进行比较，进而为冠心病患者提供最适合的心脏康复方案。按照干预方案的不同分成两组，采用太极心康方案（Tai Chi cardiac rehabilitation programme，TCCRP）干预的患者为实验组，采用常规运动康复方案（conventional exercise cardiac rehabilitation programme，CECRP）干预的患者为对照组。整个研究过程包括招募、筛选、随机分组、干预及随访。治疗期内，实验组及对照组严格执行相应运动治疗方案，并在不同时间节点测量主要结局指标生活质量，次要结局指标仅在干预前后进行测量。

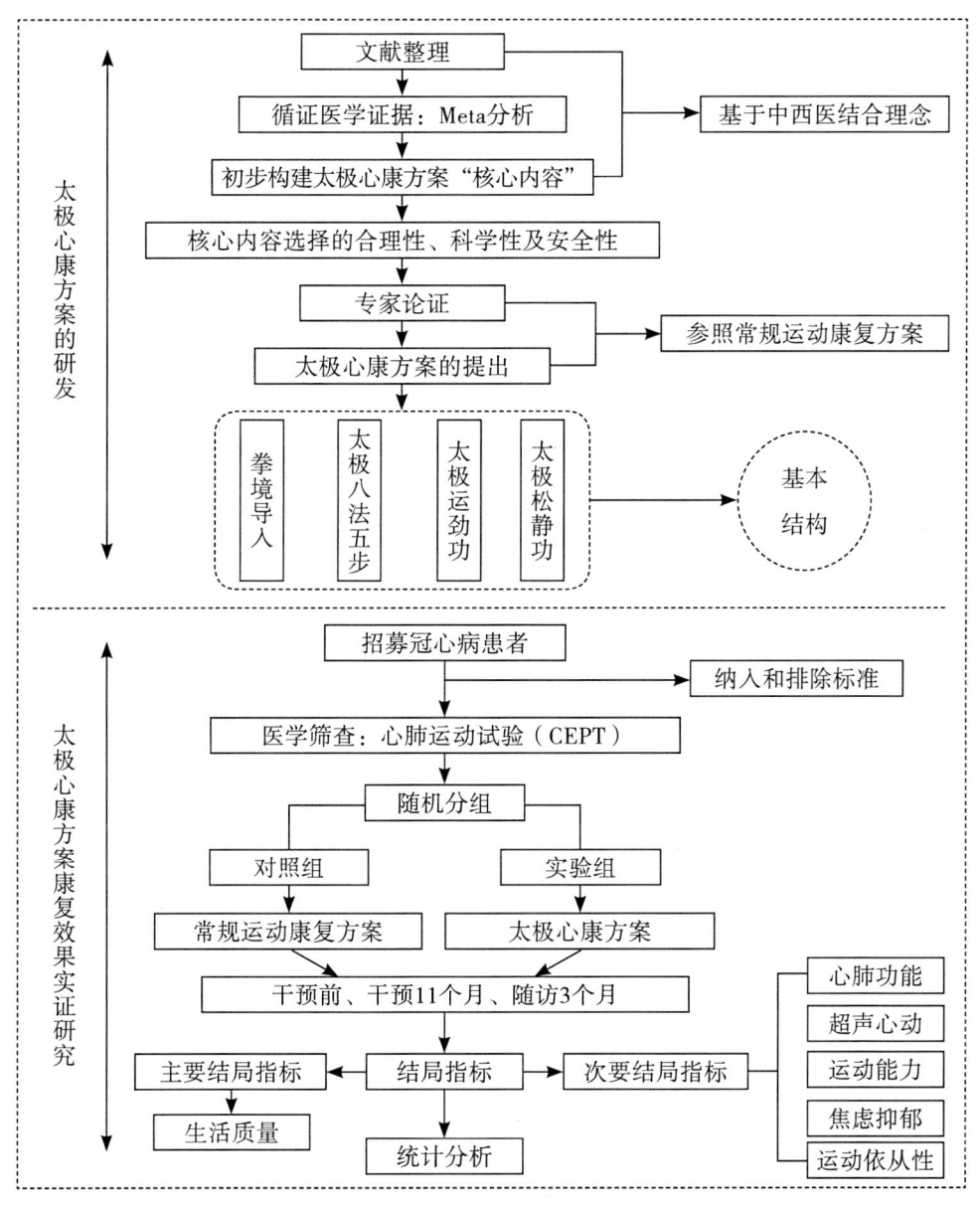

第五节 研究技术路线图

研究技术路线图如图1所示。

```
太极心康方案的研发:
  文献整理
    → 循证医学证据：Meta分析 → 基于中西医结合理念
    → 初步构建太极心康方案"核心内容"
    → 核心内容选择的合理性、科学性及安全性
    → 专家论证 → 参照常规运动康复方案
    → 太极心康方案的提出
      基本结构：拳境导入 | 太极八法五步 | 太极运劲功 | 太极松静功

太极心康方案康复效果实证研究:
  招募冠心病患者 → 纳入和排除标准
    → 医学筛查：心肺运动试验（CEPT）
    → 随机分组
      → 对照组：常规运动康复方案
      → 实验组：太极心康方案
    → 干预前、干预11个月、随访3个月
    → 结局指标
      → 主要结局指标：生活质量
      → 次要结局指标：心肺功能、超声心动、运动能力、焦虑抑郁、运动依从性
    → 统计分析
```

图1 研究技术路线图

第二章 文献综述

第一节 冠心病概述

冠状动脉粥样硬化性心脏病，简称冠心病，有时也称冠状动脉病，是指由于冠状动脉狭窄或闭塞、心肌缺血、缺氧等原因引起的冠状动脉功能性改变。先天性畸形、痉挛、炎症和栓塞都可能导致冠心病，但据相关统计，基于冠状动脉粥样硬化引起的冠心病的发生概率为95%～99%，因此冠心病一词常被用来代替冠状动脉粥样硬化性心脏病[1]。2019年，欧洲心脏病学会发布了《2019ESC慢性冠状动脉综合征诊断和管理指南》[2]（简称CCS指南）。CCS指南重新对冠心病定义和分类。根据CCS指南的新定义，在原有稳定型冠心病诊疗指南的基础上，结合最新的临床研究证据，对冠心病的药物治疗、血运重建适应症、临床随访等提出了新的看法，为冠心病患者的诊断和治疗提供依据和原则，利于指导医生的临床实践。CCS指南将冠心病分为急性冠脉综合征和慢性冠脉综合征。CCS指南涵盖了冠心病的不同发展阶段，包括无症状心肌缺血、血管痉挛和微循环损害，以及以急性冠状动脉血栓为主的临床表现。CCS指南提出的新分类能更好地反映冠心病动态变化的病理生理特点，提示非急性期的稳定型只是相对的，随时都有可能发展为急性的不稳定型，从而提醒临床医生重视冠心病的长期治疗。

---

[1] 陈灏珠，林果为，王吉耀. 实用内科学［M］.第14版.北京：人民卫生出版社，2013：1467-1476.
[2] Knuuti J, Wijins W, Saraste A, et al. 2019 ESC guidelines for the diagnosis and management of chronic coronary syndromes［J］. Eur Heart J, 2020, 41（3）：407-477.

第二节 心脏康复概述

一、心脏康复概念

心脏康复是近年来康复医学的一个分支。心脏康复作为心血管疾病二级预防的重要组成部分，既是手段，也是目的。目前，国内外学者对心脏康复的概念界定不一。国外学者对心脏康复的定义大多沿用美国公共服务中心20世纪90年代的心脏康复定义，即心脏康复是一个综合性的长期计划，包括医学评估、运动处方、心脏危险因素纠正、教育、咨询等行为干预[1]。1999年，有学者提出心脏康复是"一种促进健康生活方式的综合干预，延缓或逆转心血管疾病的进展，以确保患者的生理、心理和社会功能恢复到最佳状态，帮助患者回归社会"[2]。随着我国学者近年来的深入研究，心脏康复被定义为心血管疾病患者通过规定的运动训练、医学教育、心理、营养、职业和社会咨询和指导，使其恢复正常或接近正常活动状态的综合方案，以运动训练为核心内容[3]。2015年，中国康复医学会心血管病专业委员会在胡大一教授的牵头下，发布了《中国心血管疾病康复/二级预防指南（2015版）》[4]，指出心血管疾病康复是在综合医学评价的基础上，结合五大核心处方（药物治疗、运动处方、营养处方、心理处方、戒烟处方）进行的，胡大一教授将其形象地比喻为"4S店模式"。总之，运动锻炼是心脏康复的关键，它是在常规药物治疗的基础上，有目的、有计

---

[1] Thomas RJ, King M, Lui K, et al. AACVPR/ACC/AHA 2007 performance measures on cardiac rehabilitation for referral to and delivery of cardiac rehabilitation/secondary prevention services [J]. J Cardiopulm Rehabil Prev, 2007, 27（5）：260-290.

[2] Goble AJ, Worcester MC. Best practice guidelines for cardia rehabilitation and secondary prevention: A synopsis [R]. Victoria Australia, Department of Human Services Victoria, 1999, 1-14.

[3] 马跃文, 刘畅. 心脏康复对于冠心病患者抑郁、焦虑情绪改善的研究进展 [J]. 中国康复理论与实践, 2012, 18（2）：141-143.

[4] 胡大一. 中国心血管疾病康复/二级预防指南（2015版）[M]. 北京：北京科学技术出版社, 2015：15-17.

划、有规律的康复训练[1]。运动疗法作为心脏康复的核心，可以纠正心血管疾病的危险因素，提高心血管疾病患者的运动耐力和生活质量，降低心血管疾病的死亡率[2,3]。

二、心脏康复的研究进展

在60多年的发展过程中，心脏康复经历了一个从否定、怀疑到逐渐认同的过程。20世纪40年代以前，考虑到心肌梗死后疤痕组织的形成需要42天左右，心肌梗死后患者通常需要绝对卧床休息42~56天，以避免发生心脏破裂等并发症，运动康复被列为心血管疾病患者的禁忌症。20世纪40年代末，大量文献质疑严格卧床休息的效果，长期休息治疗或毫无身体活动会引起骨骼肌萎缩，加速运动耐力下降，静脉血栓形成，肺栓塞等症状越发严重，导致患者生活质量下降。1973年，Wnger研究小组首次提出了以运动疗法为基础的急性心肌梗死14步康复治疗方案，1982年获得美国心脏协会批准，成为急性心肌梗死患者规范化治疗的一部分。20世纪80年代以来，大量循证医学证据表明，以运动疗法为基础的心脏康复能显著降低冠心病患者的死亡率。1979年，Lee等[4]学者首次提出运动康复治疗对慢性心力衰竭患者的安全性，具备提高慢性心力衰竭患者运动耐力的效果。Connor等人的荟萃分析包括22项随机对照实验，以评估运动康复对心肌梗死患者的影响，结果表明，运动康复能降低心肌梗死患者4%~34%的全因死亡率[5]。研究表明，心脏康复可以显著降低冠心病患者全

---

[1] Dunn SL, Stommel M, Corser WD, et al. Hopelessness and its effect on cardiac rehabilitation exercise participation following hospitalization for acute coronary syndrome [J]. Cardiopulm Rehabil Pre, 2009, 29（1）: 32-39.

[2] Magalh?es S, Viamonte S, Miguel RM, et al. Long-term effects of a cardiac rehabilitation program in the control of cardiovascular risk factors [J]. Rev Port Cardiol, 2013, 32（3）: 191-199.

[3] Woodruffe S, Neubeck L, Clark RA, et al. Australian cardiovascular health and rehabilitation association (ACRA) core components of cardiovascular disease secondary prevention and cardiac rehabilitation 2014 [J]. Heart Lung Circ, 2015, 24（5）: 430-441.

[4] Lee AP, Lce R, Blessey R, et al. Long-term effects of physical training on coronary patients with impaired ventricular function [J]. Circulation, 1979, 60（7）: 1519-1526.

[5] Connor GT, Buring JE, Yusuf S, et al. An overiew of randomized trials of rehabilitation with exercise after myocardial infarction [J]. Circulation, 1989, 80（2）: 234-244.

因死亡的风险13%~26%[1]。基于运动训练，心血管病危险因素可以得到有效改善，如血压、血脂、血糖、肥胖等[2]。

随着医学技术的发展，国外对心血管疾病患者的运动康复进行了大量的研究，其疗效和安全性得到了广泛的认可。随着时间的推移，心血管疾病的康复逐渐从住院一期康复发展到三期，康复干预的全过程包括院内与院外。康复的内容逐渐从单一的运动康复发展到综合服务模式，即包括运动疗法在内的生物—社会—心理综合医疗服务模式。与此同时，康复的适应证也在不断扩大，从最初的急性心肌梗死发展到现在几乎涵盖了所有的心血管疾病，包括PCI术后的患者、接受心肺移植的患者、稳定型心绞痛的患者和慢性心力衰竭的患者[3]。

我国心脏康复的发展滞后于发达国家，我国心脏康复的研究水平与发达国家有一定差距。20世纪80年代是我国心脏康复的萌芽发展时期[4,5]，自2013年起，关于心脏康复的相关指南及专家共识相继发布，国内对心脏康复领域加以关注与重视[6-8]。近五年来，我国心脏康复事业发展迅速。2018年11月，

---

[1] Turk-Adawi KI, Grace SL. Narrative review comparing the benefits of and participation in cardiac rehabilitation in high, middle and low-income countries [J]. Heart Lung Circ, 2015, 24（5）: 510-520.

[2] IB García, JÁR Arias, Campo D, et al. High-intensity interval training dosage for heart failure and coronary artery disease cardiac rehabilitation. A systematic review and meta-analysis [J]. Revista Espanola De Cardiologia, 2018, 72（3）: 233-243.

[3] Piepoli MF, U Corrà, Abreu A, et al. Challenges in secondary prevention of cardiovascular diseases: a review of the current practice [J]. International Journal of Cardiology, 2015, 180: 114-119.

[4] 曲镭, 王茂斌, 吴雅伦, 等. 急性心肌梗塞45例康复医疗 [J]. 中国康复医学杂志, 1986, 1（3）: 11-14.

[5] 刘江生, 安康, 王炳麟, 等. 急性心肌梗塞合并心衰的康复 [J]. 中国康复医学杂志, 1992, 7（1）: 28-29.

[6] 中华医学会心血管病学分会, 中国康复医学会心血管病专业委员会, 中国老年学学会心脑血管病专业委员会, 等. 冠心病康复与二级预防中国专家共识 [J]. 中华心血管病杂志, 2013, 41（4）: 267-275.

[7] 中华医学会心血管病学分会预防学组, 中国康复医学会心血管病专业委员会. 冠心病患者运动治疗中国专家共识 [J]. 中华心血管病杂志, 2015, 43（7）: 575-588.

[8] 胡大一. 中国心血管疾病康复/二级预防指南（2015版）[M]. 北京: 北京科学技术出版社, 2015: 1-5.

经过多次修订的《中国心脏康复和二级预防指南》[1]更新发布。更新后的指南更符合我国国情、更具前瞻性和实用性,将是我国今后开展心脏康复工作的权威参考。本人前期研究[2],通过检索文献对2009—2019年近10年国内外关于心脏康复领域的研究现状与热点进行可视化分析发现,国内外研究热点均关注康复与护理,研究人群主要为冠心病、心肌梗死及心力衰竭患者,疗效指标除了关注生活质量外,国外研究还关注患者体力活动,以及抑郁、焦虑等问题。此外,中西医结合心脏康复模式是目前国内研究的热点问题,国内外心脏康复护理研究关键词共现网络见图2、图3。

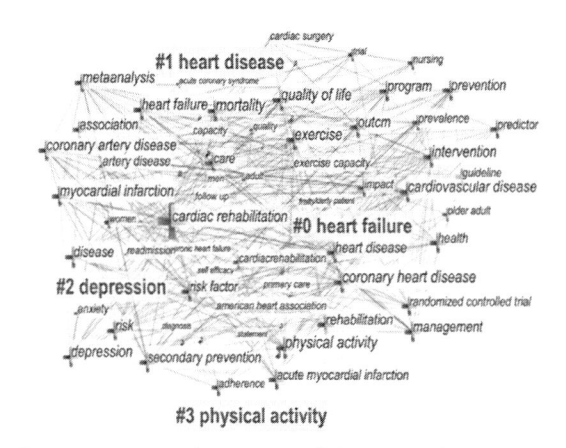

图2　2009—2019年国外心脏康复护理研究关键词共现网络

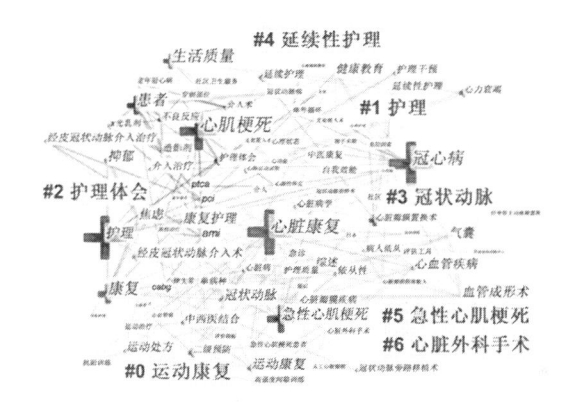

图3　2009—2019年国内心脏康复护理研究关键词共现网络

[1] 丁荣晶,胡大一.中国心脏康复与二级预防指南2018精要[J].中华内科杂志,2018,57（11）：802-810.

[2] 张建伟,吕韶钧,马晶,等.近10年国内外心脏康复研究现状与热点可视化分析[J].中国循环杂志,2020,35（8）：808-814.

第三节　心脏康复运动处方对冠心病患者影响的综述

一、有氧运动对冠心病患者影响的研究进展

有氧运动，又称耐力运动，是心脏运动康复中的重要组成部分及心脏康复训练的基石。有氧运动，是指以有氧代谢为主要供能方式的运动，如慢跑、骑自行车、游泳等。在心脏运动康复实践中，"FITT原则"作为有氧运动的主要依据，包括频率、强度、形式、持续时间。有研究证实，有氧运动能改善血脂、高脂血症、内皮细胞功能、线粒体耗氧量，延缓动脉粥样硬化的发展。此外，有氧运动可以减轻心室重构，改善心肌顺应性[1]。从临床效果来看，有氧运动能显著提高患者的VO_2max（最大摄氧量）和AT（无氧阈）。另外，有氧运动可以预测冠心病患者的预后，其中VO_2max是评价心血管疾病患者预后的重要指标[2]。至于有氧运动对心血管的益处，不同的有氧运动方式作用不一。国内一项临床研究表明，对于处于稳定期的冠心病患者，高强度间歇有氧运动与低强度持续有氧运动相比，能显著提高患者的运动耐力[3]。但在制订冠心病患者运动处方的过程中，确定合理的有氧运动强度是一项关键任务。一般来说，有氧运动强度可分为高强度、中等强度和低强度。以往的研究表明，以50%～70%VO_2max进行有氧运动训练能获得最大的临床效益，且具有良好的安全性。在这个安全范围内，运动强度越大，临床效果越好。基于这一机制，稳定型冠心病患者的最低有氧运动强度应为中等运动强度（如40%～60%VO_2max，或接近无氧阈时的心率值，或40%～60%最大心率），以

---

[1] Laughlin MH, Oltman CL, Bowles DK. Exercise training-induced adaptations in the coronary circulation [J]. Med Sci Sports Exerc, 1998, 30 (3): 352-360.

[2] Satoru Kodama, Kazumi Saito, Shiro Tanaka, et al. Cardiorespiratory fitness as a quantitative predictor of all-cause mortality and cardiovascular events in healthy men and women: a meta-analysis [J]. JAMA, 2009, 301 (19): 2024-2035.

[3] 张宁，孙步高.高强度有氧训练对冠心病患者运动耐力的影响[J].实用临床医药杂志, 2011, 15 (24): 7-9.

达到心血管获益[1]。

二、抗阻训练对冠心病患者影响的研究进展

近年来，随着对抗阻训练的深入研究，发现抗阻训练对心血管疾病患者的心脏康复具有积极作用。抗阻训练，又称抗阻运动或力量训练，通常是指身体克服阻力，以达到肌肉生长和力量增加的过程[2]。抗阻训练运动包括举重哑铃、马步下蹲和一些借助特定器械的力量训练。抗阻训练主要是为了增强肌肉的力量、功能或体积。运动阶段以无氧代谢为主，间歇期以有氧代谢为主。研究表明，抗阻训练能增加心脏压力负荷，增加左心室舒张压，增加心内膜血流灌注，降低心率血压积和心肌耗氧量[3]，达到改善心肌缺血的目的。同时，抗阻训练能降低多种心血管疾病危险因素，并能提高心血管疾病患者的峰值摄氧量能力，改善外周血管功能[4]。抗阻训练能提高肌肉素质，增强骨骼肌的力量和耐力[5]，对预防老年人肌肉萎缩，增强生理功能，保持身体独立性具

---

[1] 中华医学会心血管病学分会预防学组.冠心病患者运动治疗中国专家共识[J].中华心血管病杂志, 2015, 43（7）：575-588.

[2] Feigenbaum MS, Pollock ML. Prescription of resistance training for health and disease [J]. Med Sci Sports Exe, 1999, 31（1）：38-45.

[3] Pollock ML, Franklin BA, Balady GJ, et al. AHA science Advisory. Resistance exercise in individuals with and without cardiovascular disease: benefits, rationale, safety, and prescription: An advisory from the committee on exercise, rehabilitation, and prevention, council on clinical cardiology, american heart association; position paper endorsed by the american college of sports medicine [J]. Circulation, 2000, 101（7）：828-833.

[4] Toth MJ, Miller MS, Van Buren P, et al. Resistance training alters skeletal muscle structure and function in human heart failure: effects at the tissue, cellular and molecular levels [J]. J Physiol, 2012, 59（5）：1243-1259.

[5] 中华医学会心血管病学分会，中国康复医学会心血管病专业委员会，中国老年学学会心脑血管病专业委员会，等.冠心病康复与二级预防中国专家共识[J].中华心血管病杂志, 2013, 41（4）：267-275.

有重要作用[1-4]。此外，通过抗阻训练，肌肉力量和耐力得以加强，有助于患者顺利回归日常生活和工作。与有氧运动相比，虽然抗阻训练的实证研究较少，但疗效显著。因此，在心脏康复运动处方中适当增加抗阻训练将对心血管疾病的防治起到积极作用。

三、柔韧性及平衡性训练对冠心病患者影响的研究进展

柔韧性、平衡性、协调性训练在运动安全保障过程中是不容忽视的重要环节。人体关节的运动范围是维持骨骼肌最佳运动性能的决定性因素。保持颈部、躯干、髋关节和膝关节的柔韧性非常重要。因此，运动处方应包括柔韧性及平衡性训练。柔韧性及平衡性训练主要包括身体或四肢的伸展、屈曲和旋转，以提高关节的活动范围，锻炼身体运动的柔韧性。这种训练对于柔韧性较差的老年人尤为重要。而中老年患者作为冠心病患者的主要群体，随着年龄的增长身体机能逐渐退化，其中柔韧、平衡功能下降尤为明显。如果缺乏柔韧性及平衡性训练，会增加跌倒和慢性关节疼痛的风险，减少日常活动，影响患者的生活质量。因此，柔韧性训练对老年人也非常重要。练习原则应以缓慢可控的方式进行，逐步扩大活动范围。研究表明，柔韧性及平衡性训练能放松身体紧张感，提高本体感觉，改善机体血液循环[5]。

---

[1] Arnold P, Bautmans I. The influence of strength training on muscle activation in elderly persons: a systematic review and meta-analysis [J]. Exp Gerontol, 2014, 58 (7): 58-68.

[2] Demontis F, Piccirillo R, Goldberg A L, et al. The influence of skeletal muscle on systemic aging and lifespan [J]. Aging Cell, 2013, 12 (6): 943-949.

[3] Briggs RA, Houck JR, Lastayo PC, et al. High-intensity multimodal resistance training improves muscle function, symmetry during a sit-to-stand task, and physical function following hip fracture [J]. JNUTR HEALTH AGING, 2018, 22 (3): 431-438.

[4] Rasmussen R, Midttun M, Kolenda T, et al. Therapist-Assisted progressive resistance training, protein supplements, and testosterone injections in frail older men with testosterone deficiency: protocol for a randomized placebo-controlled trial [J]. JMIR Res Protoc, 2018, 7 (3): 71.

[5] Garber CE, Blissmer B, Deschenes MR, et al. Quantity and quality of exercise for developing and maintaining cardiorespiratory, musculoskeletal, and neuromotor fitness in apparently healthy adults: guidance for prescribing exercise [J]. Medicine & Science in Sports & Exercise, 2011, 43 (7): 1334-1359.

第四节 运动改善冠心病的机制及临床疗效

一、运动改善冠心病的机制

运动防治冠心病患者动脉粥样硬化。心血管疾病的主要病理基础是动脉粥样硬化，长期有氧运动能有效干预血管动脉粥样硬化。研究表明，有氧运动可通过增加miR-492间接调节抵抗素水平减少主动脉泡沫细胞及血管内斑块形成，进而延缓血管动脉粥样硬化进展[1]。Cozzi等[2]研究表明，有氧运动可通过上调miR-146a抑制血管壁炎症损伤，延缓动脉粥样硬化的进展。章黎军[3]以颈动脉粥样硬化患者为研究对象，进行了一年半的太极拳锻炼。结果显示，太极拳组内膜中层厚度明显变薄，血管阻力指数也明显降低，硬化斑块的厚度和直径也明显改善。陈甜甜等[4]用太极拳防治老年人动脉硬化，经过24周的练习，发现太极拳组的臂踝脉搏波传导速度水平明显低于干预前，体脂率也明显降低，说明太极拳能有效改善动脉僵硬，延缓动脉硬化的发展。

运动改善冠心病患者的血管内皮功能。近年来，作为冠心病的发病机制之一的内皮功能障碍逐渐受到重视。血管内皮功能正常是维持血流动力学的重要因素。有研究表明，低强度训练可有效降低内皮细胞内皮素（ET）的合成，中等强度训练对ET无明显影响，而高强度训练可诱导内皮细胞ET的

---

[1] Cai Y, Xie KL, Zheng F, et al. Aerobic exercise prevents insulin resistance through the regulation of mir-492/resistin axis in aortic endothelium [J]. Journal of Cardiovascular Translational Research, 2018, 11（6）: 450-458.

[2] Cozzi R, Attanasio R, Montini M, et al. Effect of aerobic exercise on mirna-tlr4 signaling in atherosclerosis [J]. International Journal of Sports Medicine, 2013, 35（4）: 344-350.

[3] 章黎军. 太极拳运动对改善颈动脉粥样硬化的效果观察 [J]. 中国乡村医药, 2012, 19（3）: 13-14.

[4] 陈甜甜, 李宁川, 尹夏莲, 等. 太极拳运动对中老年人PWV、ABL、ADP影响的研究 [J]. 运动, 2018（18）: 134-135.

合成[1]。研究发现，有氧运动能促进内皮细胞NO的生成，提高降钙素基因相关肽（CGRP）在体内的表达，减轻了血管内皮的炎症损伤，进而改善血管舒张功能[2-4]。同时有关太极拳运动的研究也表明，太极拳练习能增加血管应激，提高血管内皮细胞的生物适应性，抑制内皮细胞功能障碍[5,6]。

运动促进冠心病患者侧支循环的建立。临床研究表明，运动康复训练可使患者冠状动脉直径增大，冠状动脉侧枝循环血流明显增加，从而改善心脏供血功能[7]。类似研究报道，冠脉重建术后，12周定期运动康复训练可降低冠心病患者冠状动脉再狭窄的发生率。冠状动脉造影证实，心脏康复训练可显著改善侧支循环[8]。基础实验证实，运动训练促进侧支循环建立的机制主要是通过运动调节miRNA，不同的运动方式可以通过不同的方式调节miRNA的表达，心脏运动康复可以通过调节miR-146a、miR-30e、miR-23b等来保护血管[9]。

---

[1] 马晓宁.运动训练对血管内皮素水平影响的研究[J].体育科技文献通报，2011，19（5）：119-121.

[2] 李悠悠，陈圣锋，王友华，等.不同强度运动对大鼠冠状动脉CGRP/FT-1和NOS表达的影响[J].天津体育学院学报，2010，25（1）：41-44.

[3] 付毅.有氧运动对大鼠一氧化氮、一氧化氮合酶及血脂含量的影响[J].陕西理工大学学报（自然科学版），2013，29（2）：75-78.

[4] Schmitz B, Breulmann FL, Jubran B, et al. A threestep approach identifies novel shear stress-sensitive endothelial microRNAs involved in vasculoprotective effects of high-intensity interval training (HIIT) [J]. Oncotarget, 2019, 10 (38): 3625-3640.

[5] 沙鹏.太极拳锻炼对老年动脉粥样硬化患者一氧化氮及血脂水平的干预[J].中国组织工程研究与临床康复，2007，11（34）：6832-6834.

[6] 黄豪，马治国，笞邦俊.太极拳对中老年女性肌体一氧化氮及其合酶与血脂血糖的影响[J].南阳师范学院学报，2007，6（6）：80-81.

[7] Malfatto G, Facchini M, Sala L, et al. Effects of cardiac rehabilitation and beta-blocker therapy on heart rate variability after first acute myocardial infarction [J]. American Journal of Cardiology, 1998, 81 (7): 834-840.

[8] 黎明江，江洪，刘昌慧.康复运动疗法对冠脉成形术后侧枝循环及再狭窄的影响[J].中国康复医学杂志，2002，17（2）：90-92.

[9] 吴德琳，刘宇娜，郑思道.心血管疾病运动康复新机制：microRNA的调控[J].中西医结合心脑血管病杂志，2017，15（21）：2786-2789.

运动改善冠心病患者的心脏自主神经调节。冠心病患者交感神经兴奋时，血浆儿茶酚胺水平升高，心肌纤维自主权异常增加，可诱导心律失常[1,2]。国内一项临床研究证明，心脏运动康复训练能有效改善心脏自主神经功能，改善患者预后[3,4]。刘静[5]通过对32例冠心病患者进行12周太极拳和健步走锻炼的比较研究后发现，对HRV的改善效果健步走要稍低于太极拳，关于冠心病患者自主神经功能的调节，太极拳的积极作用被证实。

运动降低冠心病患者炎症反应、提高抗氧化功能。研究表明，中等强度的有氧运动可以有效降低冠心病患者血液C-反应蛋白、白介素-6等炎症因子水平，提高脂联素的表达，进而改善心肌功能[6,7]。越来越多的证据表明，氧化应激和氧自由基在冠心病的发生中起着重要作用[8,9]。李俊章等[10]研究报道，通过将38例冠心病患者随机分为两组，太极拳组患者采取太极拳锻炼与常规药物治疗相结合形式，6次/周，40min/次，持续24周，对照组仅给予常规药物治疗，结果表明，太极拳组超氧化物歧化酶和氧化型低密度脂蛋白均显著低于对照组。

---

[1] 黄东芬，韦振东. 植物神经功能与冠心病室性心律失常的关系概述［J］. 心血管病防治知识（学术版），2015（2）：137-138.

[2] 杨丽红，乔鹏，徐金义，等. 不同联律间期室性早搏对冠心病患者心脏自主神经功能稳定性的影响［J］. 中国老年学杂志，2013，33（16）：3972-3973.

[3] 陈翔. 康复运动对冠心病患者心脏自主神经功能的影响［J］. 齐齐哈尔医学院学报，2016，37（5）：634-635.

[4] 李淑荣，刘洵，陈彦平，等. 康复运动对冠心病患者心脏自主神经功能的影响［J］. 中国康复医学杂志，2014，29（7）：619-623.

[5] 刘静. 12周太极拳锻炼和健步走锻炼对冠心病患者自主神经调节功能影响的比较［D］. 天津：天津体育学院，2012.

[6] 周娜. 不同康复运动方案对冠心病患者ADP和IGF-1的影响［J］. 医学信息，2015，28（7）：202.

[7] Liao Z, Li D, Chen Y, et al. Early moderate exercise benefits myocardial infarction healing via improvement of inflammation and ventricular remodelling in rats［J］. J Cell Mol Med, 2019, 23（12）：8328-8342.

[8] Lefer D J, Granger DN. Oxidative stress and cardiac disease［J］. The American journal of medicine. 2000, 109（4）：315-323.

[9] S Stípek, A Mechurová, J Crkovská, et al. Lipid peroxidation and superoxide dismutase activity in umbilical and maternal blood［J］. Biochemistry and molecular biology international, 1995, 35（4）：705-711.

[10] 李俊章，翟德萍，邱春，等. 太极拳运动对冠心病患者的抗氧化作用［J］. 中国临床康复杂志，2006，10（32）：155-156.

二、运动防治冠心病的临床疗效

运动能提高冠心病患者的运动耐量。有氧运动能力已成为冠心病术后康复的重要预测指标,而运动耐力与冠心病患者的生活质量具有高度相关性。虽然VO_2max是评价个体有氧运动能力的关键指标[1],但是由于平台期较难达到,故目前常用VO_2peak(峰值摄氧量)代替。冠心病患者的运动强度一般设定为40%~80%VO_2max[2]。研究证实,传统的有氧运动模式能增加VO_2(摄氧量),对提高心输出量,改善中枢和外周血管功能,以及调节动、静脉氧分压具有积极作用[3]。随着研究的深入,发现不同有氧运动模式有着不同临床获益,这已成为国内外研究的热点之一。

运动可以降低冠心病的危险因素。国内外大量临床研究表明,心脏康复运动对控制冠心病的危险因素具有不可替代的作用。有分析发现,心脏康复运动对降低冠心病患者的甘油三酯、血清总胆固醇和收缩压具有显著效果,但值得关注的是,国内外学者对不同运动强度改善血脂的程度仍存在争议,国内学者们研究认为,长期中低强度的运动对改善患者血脂水平和降低冠心病风险具有更积极的作用[4,5],而国外学者则普遍认为高强度运动在改善高密度脂蛋白上的效果更佳[6],且认为中度到高强度的运动对降低心血管风险具有更显著

---

[1] Vanhees L, Fagard R, Thijs L, et al. Prognostic significance of peak exercise capacity in patients with coronary artery disease [J]. Journal of the American College of Cardiology, 1994, 23 (2): 358-363.

[2] Medicine ACOS. ACSM, s guidelines for exercise testing and prescription [M] //ACSM, S guidelines for exercise testing and prescription. Wolter Kluwer/Lippincott Williams & Wilkins Health, 2014: 311.

[3] Sullivan MJ, Higginbotham MB, Cobb FR. Exercise training in patients with severe left ventricular dysfunction. Hemodynamic and metabolic effects [J]. Circulation, 1988, 78 (3): 506-515.

[4] 龚幸华,王静.体育运动对血脂代谢的影响[J].中国现代医学杂志,2000,10(9):90-91.

[5] 马艳杰,潘庆丽,张伟,等.体育运动对30例冠心病患者血脂的影响[J].心血管康复医学杂志,2000,9(5):8-9.

[6] Bouchard C, Rankinen T. Individual differences in response to regular physical activity [J]. Med Sci Sports Exerc, 2001, 33 (6): 446-51.

的效果[1]。此外，有研究显示，心脏康复运动能显著降低冠心病患者的吸烟率和肥胖率，并且可以通过增加胰岛素受体数量和结合力，提高胰岛素敏感性，进而改善代谢综合征[2-4]。

运动锻炼可改善冠心病患者的焦虑抑郁情绪。冠心病是一种身心疾病，极易受到精神因素的影响。研究证实，很多冠心病患者由于担心术后植入的支架断裂、心绞痛的频繁发作、大量药物治疗产生的副作用，以及搭桥后出现再次狭窄等生理问题而影响其心理健康，由于长期负面情绪的影响，可能会使患者产生焦虑、抑郁情绪，甚至再发心血管事件[5]。Asbury等[6]通过研究发现，每周3次的有氧运动对提高冠心病患者的生活质量和改善焦虑抑郁情绪具有积极作用。马跃文等[7]将52例冠脉搭桥术后患者随机分为两组，干预组在常规药物治疗的基础上，增加运动干预和心理干预，结果发现，干预后患者焦虑抑郁情绪及运动能力都得到了显著改善。

运动锻炼可以减少心血管事件的复发率。120例经皮冠状动脉介入治疗（PCI）术后患者的临床实验表明，16周的心脏康复训练能显著改善患者的心

[1] Lee IM, Sesso HD, Oguma Y, et al. Relative intensity of physical activity and risk of coronary heart disease [J]. ACC Current Journal Review, 2003, 12（3）: 31-32.

[2] Taylor RS, Brown A, Ebrahim S, et al. Exercise-based rehabilitation for patient with coronary heart disease: Systematic review and meta-analysis of randomized controlled trails [J]. American Journal of Medicine, 2004, 116（10）: 682-692.

[3] Kromhout D, Bloemberg B, Seidell JC, et al. Physical activity and dietary fiber determine population body fat levels: The seven countries study [J]. Int J Obes Relat Metab Disord, 2001, 25（3）: 301-306.

[4] Yamanouchi K, Shinozaki T, Chikada K, et al. Daily walking combined with diet therapy is a useful means for obese niddm patients not only to reduce body weight but also to improve insulin sensitivity [J]. Diabetes Care, 1995, 18（6）: 775-778.

[5] 许晶晶, 李向平, 陈名杰. 焦虑抑郁情绪对冠心病患者血清炎症因子及血管内皮功能的影响 [J]. 中国循环杂志, 2011, 26（6）: 426-429.

[6] Asbury EA, Kanji N, Ernst E, et al. Autogenic training to manage symptomology in women with chest pain and normal coronary arteries [J]. Menopause-the Journal of the North American Menopause Society, 2009, 16（1）: 60-65.

[7] 马跃文, 刘畅, 朱佳琪, 等. 心脏康复促进冠状动脉搭桥术后患者体能恢复及不良情绪改善 [J]. 中国动脉硬化杂志, 2012, 20（6）: 536-540.

功能，降低NYHA分级，提高治疗满意度，增强心绞痛的稳定性[1]，明显改善患者预后。研究表明，14天的心脏康复可以显著减少冠心病患者的主要心血管不良事件[2]。Heran等[3]通过对47项研究进行系统综述，共观察10794例冠心病患者，结果发现，以运动为基础的心脏康复干预可大大降低心血管死亡率及再住院率。

第五节　太极拳应用于心脏康复领域中的研究进展

一、太极拳在心脏康复治疗中的优势

目前，心脏康复领域所采用的运动方案基本为西方流行运动，如踏车、弹力带抗阻等，但现实情况为西方流行运动在我国的应用并不理想，照搬西方心脏康复运动模式似乎并不完全适合我国广大冠心病患者。这是由于时间、地点、设备等因素的限制，西方心脏康复锻炼模式不能保证患者具有良好的依从性和积极性，受众也有限，患者接受度相对较低。起初，国际上对太极拳等传统运动疗法在心脏康复领域的有效性及安全性持观望态度。直到后来，发表在美国心脏病学会杂志上的一项研究引起了国内外学者的广泛关注，研究发现，冠心病患者通过习练太极拳可以获得与西方常规运动同等的康复效果。随后，近年来传统康复运动逐渐走向世界，引起了国外医学界极大的兴趣，并且经过临床验证取得了一定的疗效，可见把太极拳应用于心脏康复领域是一次全新的突破。同时，把太极拳应用于心血管疾病防治具有独特的优势。

太极拳内涵丰富，具有有效性。太极拳与经络学说、阴阳五行学说、脏腑学说和导引吐纳术等中医理论紧密结合，以我国传统文化太极、阴阳辨证为指导思想，是世界级非物质文化遗产，具有独特的健身价值。有研究证实，太极拳、八段锦等传统养生功法对冠心病患者术后康复具有积极的疗效，能够降低

---

[1] 卢耀军. 心脏康复训练对慢性冠心病稳定型心绞痛患者PCI术后心功能和生活质量的影响[J]. 中国老年学杂志，2017，37（8）：1912-1914.

[2] 刘熔雪，江小燕，马兴群，等. 心脏康复护理对急性心肌梗死患者心理状态和并发症的影响[J]. 心血管康复医学杂志，2011，20（4）：350-352.

[3] Heran BS, Chen JM, Ebrahim S, et al. Exercise-based cardiac rehabilitation for coronary heart disease [J]. The Cochrane database of systematic reviews, 2011, 7（7）：81-92.

血脂、促进血液循环、提高心肺耐力、减轻动脉粥样硬化程度，并对改善生活质量、心理情绪等方面也具有积极作用。Huang YT等[1]通过对122名健康老年人进行为期5个月的太极拳健康干预，结果发现，干预后的血清指标甘油三酯水平显著下降了3.12mg/dL，此外还提高了心搏出量、左心室射血分数等参数。邓学军等[2]将133例患者分为干预组和对照组，对照组进行常规药物治疗，干预组在此基础上进行每周5次的太极拳干预，观察6个月后发现，干预组N-末端脑钠肽前体（NT-proBNP）、焦虑抑郁评分显著下降，6分钟步行距离显著提高，门诊就诊次数也显著减少。Song等[3]研究表明，对180例不运动的老年人经过12个月的太极拳锻炼后，其心输出量、每搏输出量均得到显著提高。郑景启[4]通过对24例冠心病患者进行为期12周的24式太极拳干预，发现患者舒张压较干预前显著下降，60秒储备心率得到显著改善，冠心病患者心脏的恢复功能得到增强。综上可知，太极拳对冠心病患者的康复效果良好，值得在心脏康复领域进一步推广。

太极拳运动强度适中，具有安全性。从项目特点来讲，太极拳运动动作节奏缓慢，注重呼吸与动作的配合，是一种既锻炼身体又调节心理的身心运动。由于老年人本身身体机能逐渐衰退，对快节奏、动作复杂的运动项目并不适应，尤其对于心血管疾病人群，安全性尤为重要。Lan C等[5]研究表明，选取100名太极拳长期习练者，按照年龄将其分为三组，青年组（25~44岁）、中年组（45~64岁）和老年组（65~80岁），然后通过心电图遥测技术分别对其进行太极拳练习时的心率进行监测，结果发现，青年组心率范围

---

[1] Huang YT, Wang CH, Wu YF. Adhering to a Tai Chi Chuan exercise program improves vascular resistance and cardiac function [J]. International Journal of Gerontology, 2011, 5（3）: 152-157.

[2] 邓学军, 余冬梅, 张晓莉. 太极拳运动对急性心肌梗死后心功能不全患者心功能及心理的影响 [J]. 川北医学院学报, 2018, 33（4）: 545-547.

[3] Song QH, Xu RM, Shen GQ, et al. Influence of Tai Chi exercise cycle on the senile respiratory and cardiovascular circulatory function [J]. International Journal of Clinical and Experimental Medicine, 2014, 7（3）: 770-774.

[4] 郑景启. 太极拳对老年冠状动脉性心脏病患者康复效果观察 [J]. 中国康复理论与实践, 2004, 10（7）: 429.

[5] Lan C, Chen SY, Lai JS. Relative exercise intensity of Tai Chi chuan is similar in different ages and gender [J]. The American Journal of Chinese Medicine, 2012, 32（1）: 151-160.

为112~141次/min、中年组心率范围为119~132次/min、老年组心率范围为110~120次/min，分别对应的储备心率为57.8%、56.6%、55.1%。Zhuo DH等[1]研究显示，通过自动呼吸气体代谢仪对11名长期进行杨氏太极拳的习练者在练习太极拳过程中进行能量消耗评估，结果发现，平均代谢当量为2.9~4.6METs，平均心率为134次/min。综上所述，对于心血管疾病患者来说，太极拳运动的安全性相对较高。

太极拳依从性较高，具有可接受性。心脏康复的依从性是心脏康复领域的一个重要问题。Suaya对美国601099名因心血管疾病住院或接受血管重建的患者进行调查研究，结果发现，尽管心脏康复给冠心病患者带来了巨大的临床获益，但实际能够参与心脏康复的患者只占12.2%，能长期坚持参加心脏康复训练的更少[2]。然而太极拳运动是中华优秀传统文化的代表，随着太极拳运动的不断发展与演变，太极拳运动深受国内外大众喜爱，因此具有广泛的群众基础。此外，与西方运动相比，太极拳运动要求较低，不受场地空间、运动时间、运动器材以及经济条件的限制，尤其适合目前我国城乡差距较大、人口众多的基本国情。太极拳易学易练，大众参与度高、依从性好，减轻了相对于西方常规康复运动对患者造成的经济和心理负担，在满足心血管疾病患者运动康复的同时也解决了普通人群的健身需求，经济简约，具有可推广性。

二、太极拳在心脏康复治疗中的应用现状及问题

积极开展太极拳、八段锦等中医运动疗法符合中医"治未病"的医学理念。将太极拳等中医传统运动疗法与现代心脏康复运动相结合，既可以将中华优秀传统文化更好地继承和发扬光大，也可以为广大心血管疾病患者心脏康复提供新方案。虽然太极拳在医学研究中的应用已逐渐成为国内外研究的热点，但关于太极拳的临床研究大多还处于探索阶段，仍需要一些高质量、精心设计的课题作进一步的实证研究。

目前，国内外报道的研究中仍存在一些问题：①缺少系统化的太极拳习

---

[1] Zhuo DH, Shephard RJ, Plyley MJ, et al. Cardiorespiratory and metabolic responses during Tai Chi Chuan exercise [J]. Can J Appl Sport, 1984, 9 (1)：7-10.

[2] Lopez A, Mathers C, Ezzati M, et al. Global burden of disease and risk factors [M]. Washington DC, USA：World Health or ganisation, 2006.

练方案。太极拳种类繁多、形式多样，目前多数把太极拳应用于临床康复的研究中，只是采用单一的太极拳套路，如24式太极拳、48式太极拳等，其中24式太极拳是最常见的练习套路；还有其他太极拳流派，如杨氏、陈氏、吴式、孙氏、武氏或更多形式。现代康复医学中常规运用的运动康复手段相对规范与系统，基本包括准备活动、有氧运动、抗阻部分、放松部分四个环节，而以往的太极拳应用于心脏康复研究中只是针对某一套路或几个动作集中练习，缺少系统的练习方案，不能达到很好的习练效果。②缺少规范化的太极运动处方。目前关于太极拳的干预形式多样化，有医院院内指导、社区康复指导，还有居家练习；干预周期多样化，长短不一，多则1~2年，少则8~10周；运动干预的频率多样化，有每周3次的，也有每周5次的；运动干预的强度多样化，有要求高架、低架的，也有不做要求的。总之，无论哪种选择都有可能引起干预效果的偏倚，也会对患者的依从性产生影响。③缺少高质量的研究设计。以往研究多为单中心、小样本、短周期的干预实验，缺乏严格的随机对照实验，随访及跟踪时间较短，很难说明太极拳干预心血管疾病的长期疗效。④缺少横向研究。对太极拳的研究中多数表现为干预组与空白组的比较或自身前后纵向比较，很少研究太极拳与其他运动康复方案在心脏康复领域干预效果的横向比较，对太极拳运动康复和其他运动康复的区别及原因尚不明确。⑤缺少机理机制研究。以往研究多数只把太极拳干预当作自变量，把生理、生化、量表等指标当作因变量，只是探讨两者之间的因果关系，很少进行深层次的机制机理探讨，如进一步阐述太极拳运动的什么特性作用于疗效指标，或者太极拳运动通过什么通路间接影响了干预效果。目前太极拳作用于心脏康复领域机制机理方面的研究也较少。

纵观目前国内外关于心脏康复的指南，并没有把太极拳运动列入其中，因此建议在今后的研究中把太极拳等传统体育养生功法进行全面梳理及深入挖掘，通过多中心、长周期、大样本的前瞻性随机对照研究，科学系统化地评价其临床疗效，并进一步加强对获益机制机理的探索，固化其在心脏康复运动中的方案与内容，期待后续研究制订一套便于推广和可重复的系统化、科学化、处方化的太极拳心脏康复方案，完善目前的心脏康复运动方案体系，为推进心脏康复发展提供新思路。

第六节　太极拳对冠心病慢性冠脉综合征患者生活质量影响的Meta分析

一、研究目的

在评估冠心病的康复疗效中，研究者往往更注重患者的死亡率，忽视了患者生前的生活质量，而心脏康复的最终目的是提高患者生活质量，使患者能够重返社会。因此，本研究以生活质量为主要观察指标，运用Meta分析方法通过综合多项前人研究进行定量分析，为太极拳应用于心脏康复领域，提高患者生活质量提供循证医学证据，同时也为太极心康方案的研发奠定理论基础。

二、研究方法

（一）文献检索与数据来源

由两位独立的双盲评审员进行文献检索，分别检索中/英文发表的随机对照实验。中文以"冠心病""慢性冠脉综合征""心肌缺血""心绞痛""PCI术后""太极拳""生活质量""随机对照实验"等为主题词进行组合式混合检索，以中国知网、维普、万方为数据资源整合服务平台；英文以"coronary disease""chronic coronary syndrome""ischemia myocardial""angina pectoris""PCI postoperative""tai ji""tai chi""tai ji quan""tai chi quan""quality of life""SF-36""randomized controlled trial"为主题词进行组合式混合检索，以Web of Science、PubMed、Embase、Cochrane Library、EBSCO为数据资源整合服务平台。检索时间为数据库建立至2020年6月，检索文献为人工检索。

（二）纳入和排除标准

1. 纳入标准

——实验对象符合冠心病慢性冠脉综合征患者诊断标准。

——实验设计为国内外公开发表的随机对照实验（RCT）。

——实验组在西医常规治疗的基础上进行太极拳干预；对照组只进行西医常规治疗。以生活质量为指标，由生活质量SF-36和生存质量MLHFQ评定。

——语种为中英文。

2. 排除标准

——非中/英文文献。

——无法获取全文且联系作者未回复的文献。

——原始数据不完整或不能提取的文献。

——如同一研究为两个或多个报告，则只纳入质量高的报告。

（三）文献筛查及提取标准

首先，用EndNote软件排除重复的文献。其次，由两位研究者根据纳入和排除标准，以及阅读文章标题和摘要进行再次筛选。最后，仔细阅读全文，决定是否将其纳入。如果有争议，将与第三评估人进行讨论并决定是否将其纳入。提取的信息主要包括发表年份、第一作者、干预方案、冠心病病史、样本量、用药情况等。如果有多组随机对照实验，则只提取与本研究相关的实验组和对照组。

（四）文献质量评价

采用Cochrane偏倚风险评估系统对文献质量进行评价[1]，评价包括随机

---

[1] Higgins JP, Green S. Cochrane handbook for systematic reviews of interventions（Version5.1.0）. Available at: http://www.cochrane-handbook.org.

序列生成、盲法实施、分配隐藏、选择性报告、结果指标完整性等，并采用Jadad量表评分[1]，共计7分，小于等于3分评为低质量文献，高于4分评为高质量文献[2]。当质量评价过程中出现争议时，由第三评估人介入讨论，最终达成一致。

（五）数据分析

在本研究中，评估偏倚风险使用Cochrane，评估纳入研究文献的质量并使用Review manager 5.3软件绘制森林图，敏感性分析采用stata 15.1软件，Egger法用于测试发表偏倚。本研究以标准化均数差（SMD）为效应指标进行合并效应量，置信区间为95%，检验水平为0.05。

三、研究结果

（一）文献检索结果及特征

1. 文献检索结果

从各数据库中共筛选出388篇文献，其中中文文献218篇，英文文献170篇，删除重复文献157篇，剩余231篇。进一步阅读标题和摘要后，221篇文献被排除在纳入标准之外，剩余10篇文献。阅读全文后排除文献3篇，最终纳入文献7篇，共455例冠心病患者。文献筛选流程如图4所示。

---

[1] Jadad AR, Moore RA, Carroll D, et al. Assessing the quality of reports of randomized clinical trials: is blinding necessary? [J]. Control Clin Trials, 1996, 17（1）: 1-12.
[2] Kjaergard LL, Villumsen J, Gluud C, et al. Reported methodologic quality and discrepancies between large and small randomized trials in meta-analyses [J]. Ann Intern Med, 2001, 135（11）: 982-989.

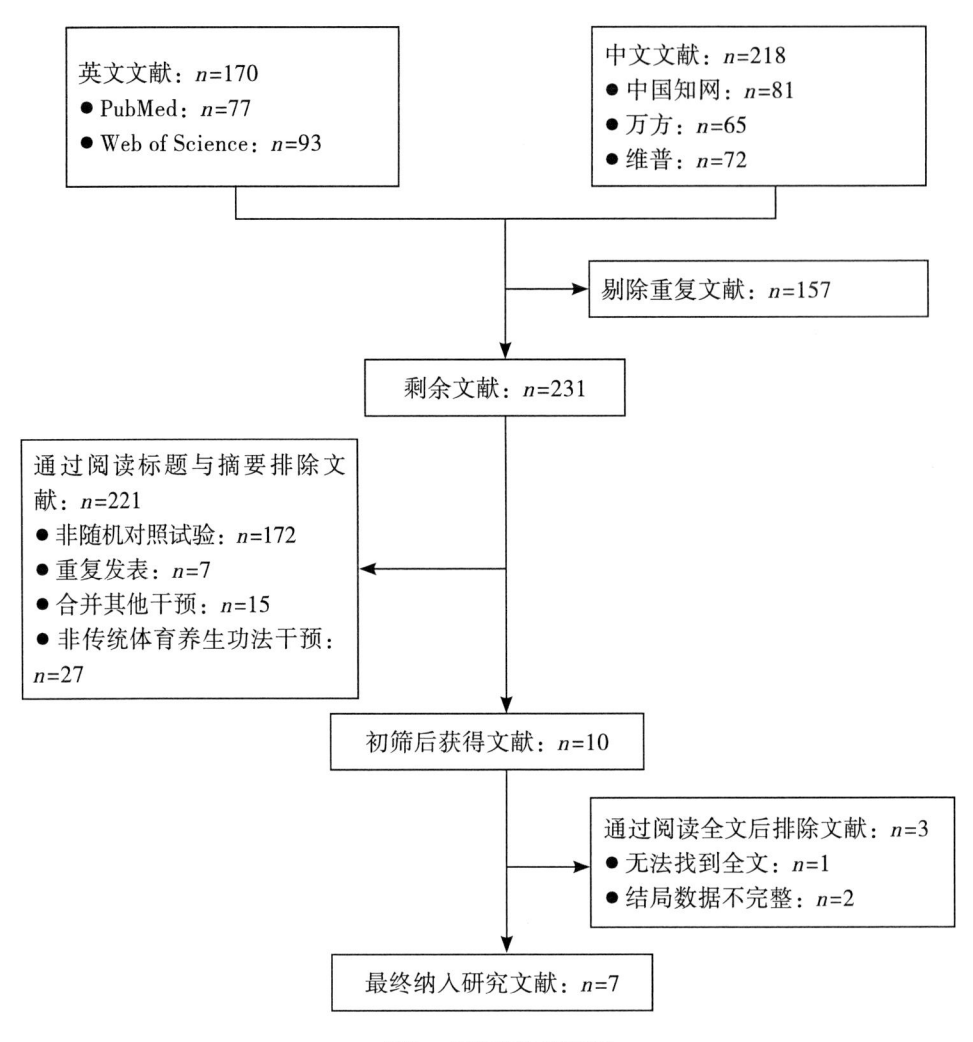

```
┌─────────────────────┐      ┌─────────────────────┐
│ 英文文献：n=170      │      │ 中文文献：n=218      │
│ ● PubMed：n=77      │      │ ● 中国知网：n=81    │
│ ● Web of Science：  │      │ ● 万方：n=65         │
│   n=93              │      │ ● 维普：n=72         │
└─────────────────────┘      └─────────────────────┘
```

图4 文献筛选流程图

2. 纳入文献基本特征

本研究最终纳入文献7篇，共计455例冠心病患者，实验组229例，对照组226例，年龄40~86岁。发表时间为2009—2020年，其中病人患病情况为慢性稳定型心绞痛、慢性心衰、心肌梗死后的稳定恢复期、冠脉搭桥及PCI术后。通过对患病年龄、用药情况等方面进行比较，结果显示，研究前期基线水平之间无显著差异（$P>0.05$），具有可比性。纳入文献的基本特征详见表1。

表1 纳入文献基本信息表

作者和发表时间	国家/地区	年龄（E/C）	样本量（E/C）	冠心病类型	实验组干预措施	干预频率	干预时间	对照组干预措施	主要结局指标	Jadad评分
马纯洁 2020	中国	61.40±11.72/ 67.27±8.35	15/15	稳定型冠心病患者	24式太极拳+药物治疗	60min/次，3次/周	12周	药物治疗	SF-36	2
刘静 2017	中国	41~59	30/29	急性心肌梗死介入术后	太极运动康复方案+药物治疗	45min/次，3次/周	24周	药物治疗	SF-36	2
刘鸿杰 2017	中国	55.21±1.32/ 54.76±1.31	35/35	慢性心衰	24式太极拳+药物治疗	30~60min/次，3~4次/周	12周	药物治疗	MLHFQ	2
桑林 2015	中国	65.3±8.2/ 76.2±7.5	50/50	慢性心衰	太极康复操+药物治疗	15min/次，7次/周	12周	药物治疗	MLHFQ	2
Yang Li 2019	中国	63.61±6.62/ 65.44±5.79	163/163	慢性心衰	24式太极拳+药物治疗	60min/次，7次/周	24周	药物治疗	SF-36	3
In Sook Park 2009	South Korea	53~75	33/33	稳定型冠心病患者	孙氏/杨氏太极拳+药物治疗	60min/次，1次太极+3次呼吸训练/周	24周	药物治疗	SF-36	1
Ruth E Taylor-Piliae 2010	America	49~86	23/28	CABG/PCI术后	吴式太极拳+药物治疗	75min/次，4次/周	12周	药物治疗	SF-36	2

注：E为实验组；C为对照组。

3. 纳入研究的偏倚风险评价

通过质量方法学评价纳入的7篇文献，其中到达中度偏倚风险的文献有1篇，达到高度偏倚风险的文献有6篇。详见图5、图6。

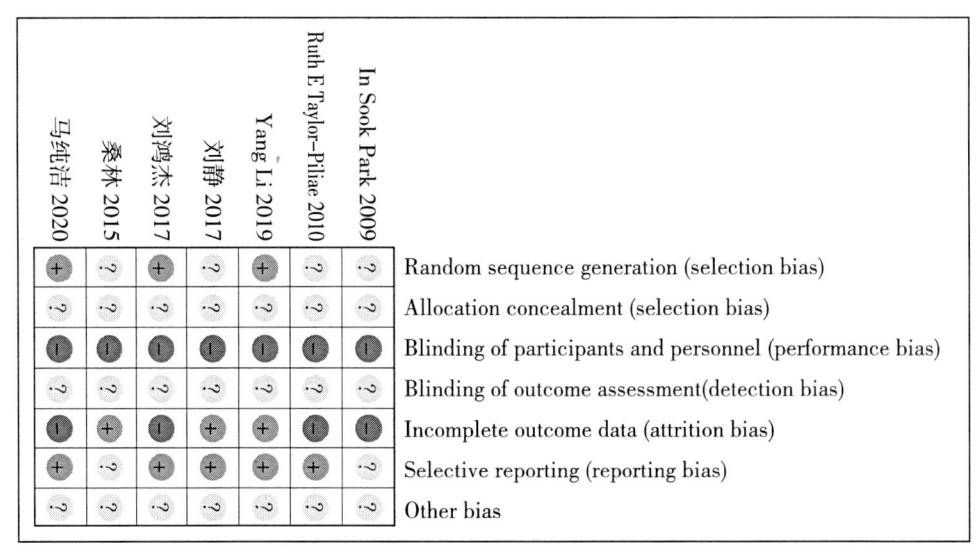

类别："+"表示低风险；"-"表示高风险；"?"表示不清楚

图5　文献方法学质量评估示意图

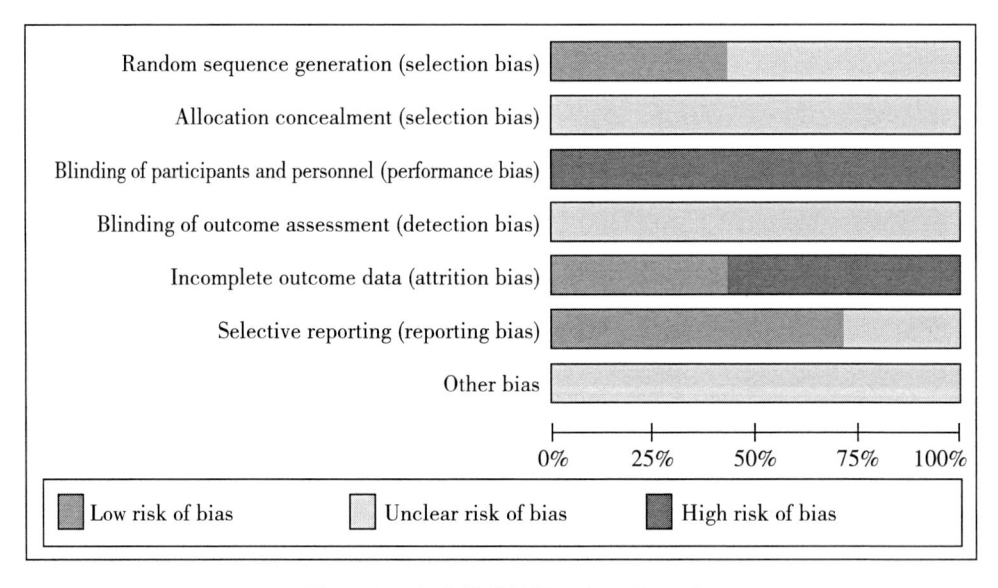

图6　文献方法学质量评估各项占比图

(二) Meta分析结果

1. 太极拳对冠心病慢性冠脉综合征患者生活质量SF-36影响的Meta分析结果

共纳入5项研究[1-5]比较了两组患者SF-36的变化，根据身体健康和心理健康分成2个亚组分析。合并效应量的结果为I^2=97%，$P<0.00001$，因其异质性较高，Meta分析采用随机效应模型。结果表明，两组总体合并效应量具有统计学差异（SMD=1.03；95%置信区间为0.16~1.90；P=0.02），即太极拳运动联合西医药物疗法能显著改善冠心病患者生活质量。详见图7。

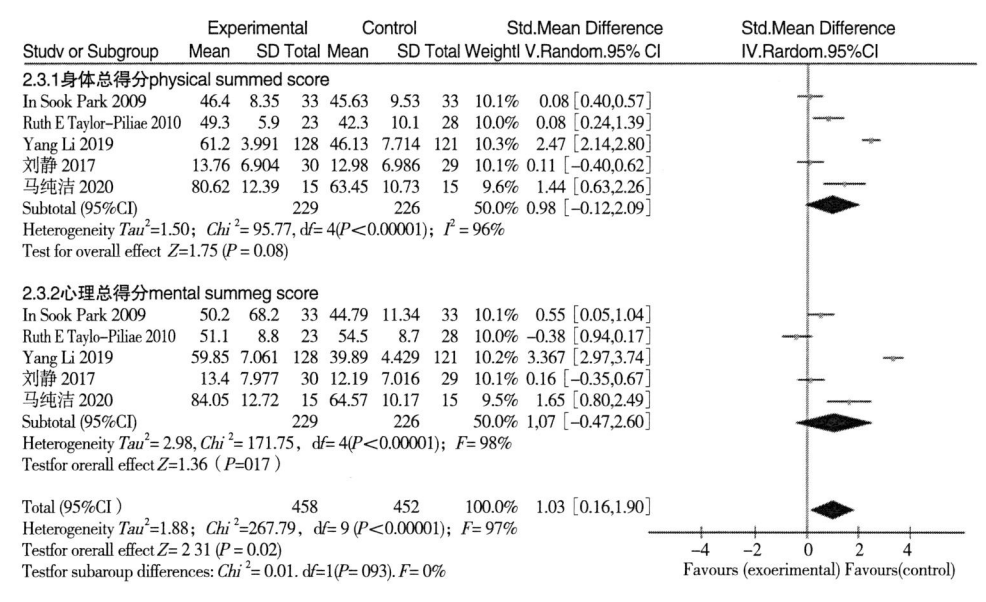

Study or Subgroup	Experimental Mean	SD	Total	Control Mean	SD	Total	Weight	Std.Mean Difference IV.Random,95% CI
2.3.1 身体总得分 physical summed score								
In Sook Park 2009	46.4	8.35	33	45.63	9.53	33	10.1%	0.08 [0.40, 0.57]
Ruth E Taylor-Piliae 2010	49.3	5.9	23	42.3	10.1	28	10.0%	0.08 [0.24, 1.39]
Yang Li 2019	61.2	3.991	128	46.13	7.714	121	10.3%	2.47 [2.14, 2.80]
刘静 2017	13.76	6.904	30	12.98	6.986	29	10.1%	0.11 [-0.40, 0.62]
马纯洁 2020	80.62	12.39	15	63.45	10.73	15	9.6%	1.44 [0.63, 2.26]
Subtotal (95%CI)			229			226	50.0%	0.98 [-0.12, 2.09]
Heterogeneity Tau^2=1.50; Chi^2=95.77, df=4($P<0.00001$); I^2=96%								
Test for overall effect Z=1.75 (P=0.08)								
2.3.2 心理总得分 mental summeg score								
In Sook Park 2009	50.2	68.2	33	44.79	11.34	33	10.1%	0.55 [0.05, 1.04]
Ruth E Taylo-Piliae 2010	51.1	8.8	23	54.5	8.7	28	10.0%	-0.38 [0.94, 0.17]
Yang Li 2019	59.95	7.061	128	39.89	4.429	121	10.2%	3.367 [2.97, 3.74]
刘静 2017	13.4	7.977	30	12.19	7.016	29	10.1%	0.16 [-0.35, 0.67]
马纯洁 2020	84.05	12.72	15	64.57	10.17	15	9.5%	1.65 [0.80, 2.49]
Subtotal (95%CI)			229			226	50.0%	1.07 [-0.47, 2.60]
Heterogeneity Tau^2= 2.98, Chi^2= 171.75, df=4($P<0.00001$); I^2= 98%								
Test for orerall effect Z=1.36 (P=017)								
Total (95%CI)			458			452	100.0%	1.03 [0.16, 1.90]
Heterogeneity Tau^2=1.88; Chi^2=267.79, df = 9 ($P<0.00001$); I^2=97%								
Testfor orerall effect Z= 2 31 (P = 0.02)								
Testfor subaroup differences: Chi^2 = 0.01. df=1(P= 093). I^2= 0%								

图7 太极拳对冠心病患者生活质量SF-36影响的森林图

---

[1] Park IS. Managing cardiovascular risks with Tai Chi in people with coronary artery disease [J]. J Adv Nurs, 2010, 66（2）：282-292.

[2] Taylor-Piliae RE, Silva E, Sheremeta SP. Tai Chi as an adjunct physical activity for adults aged 45 years and older enrolled in phase III cardiac rehabilitation [J]. Eur J Cardiovasc Nurs, 2012, 11（1）：34-43.

[3] Li Y, Zhang H, Wang Y. Tai Chi ameliorates coronary heart disease by affecting serum levels of miR-24 and miR-155 [J]. Front Physiol, 2019, 10（1）：587-596.

[4] 刘静. 急性心肌梗死介入术后患者运动康复方案的构建与实证研究 [D]. 上海：第二军医大学，2017.

[5] 马纯洁. 太极拳对社区冠心病患者心功能和生活质量的影响 [D]. 上海：上海体育学院，2019.

2. 太极拳对冠心病慢性冠脉综合征患者生存质量MLHFQ影响的Meta分析结果

共纳入2个研究[1,2]比较了两组患者的生存质量MLHFQ的变化。结果显示，$I^2=0\%$，$P=0.54$，因其异质性较低，故Meta分析采用固定效应模型。Meta分析结果显示，太极拳运动联合西医药物疗法能显著改善冠心病患者的生存质量，其差异具有统计学意义（MD=-7.48，95%置信区间为7.99~-6.96，P<0.00001），如图8所示。

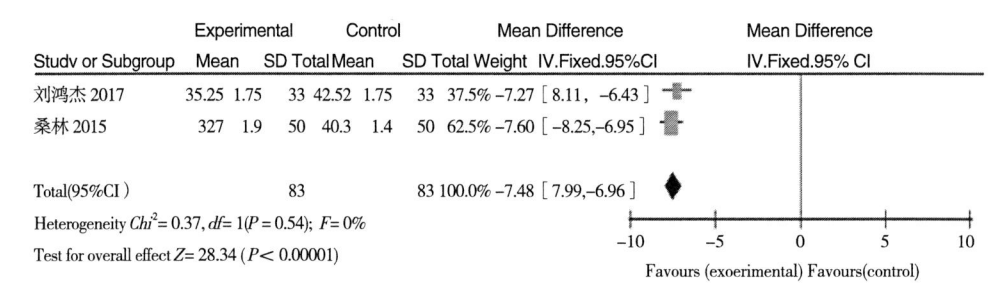

	Experimental			Control				Mean Difference	Mean Difference
Study or Subgroup	Mean	SD	Total	Mean	SD	Total	Weight	IV.Fixed.95%CI	IV.Fixed.95% CI
刘鸿杰 2017	35.25	1.75	33	42.52	1.75	33	37.5%	-7.27 [8.11, -6.43]	
桑林 2015	327	1.9	50	40.3	1.4	50	62.5%	-7.60 [-8.25,-6.95]	
Total(95%CI)			83			83	100.0%	-7.48 [7.99,-6.96]	

Heterogeneity Chi^2= 0.37, df= 1(P = 0.54); I^2= 0%
Test for overall effect Z= 28.34 (P< 0.00001)

图8 太极拳对冠心病患者生存质量MLHFQ影响的森林图

3. 生活质量SF-36敏感性分析结果

为了检验Meta分析的稳定性，本研究采用逐篇剔除法，执行metainf命令，通过对比剩余效应量与总效应量之间差异的显著性，进一步进行敏感性分析。由图9可知，总效应量为1.04，95%置信区间为0.17~1.91，逐篇剔除合并其他研究的合并效应量均处于95%置信区间范围内，说明敏感性分析后各效应量稳定性较好，不影响总效应量结果，因此本研究所获得的Meta分析结果稳定性较好，可以接受。MLHFQ指标纳入文献数目较少，因此未能进行敏感性分析。

---

[1] 刘鸿杰.太极拳锻炼治疗冠心病慢性心衰的临床疗效观察[D].广州：广州中医药大学，2017.

[2] 桑林，刘卓，郎芳，等."太极康复操"对老年冠心病慢性心衰患者心脏功能及生活质量的影响[J].中国老年学杂志，2015，35（14）：3957-3958.

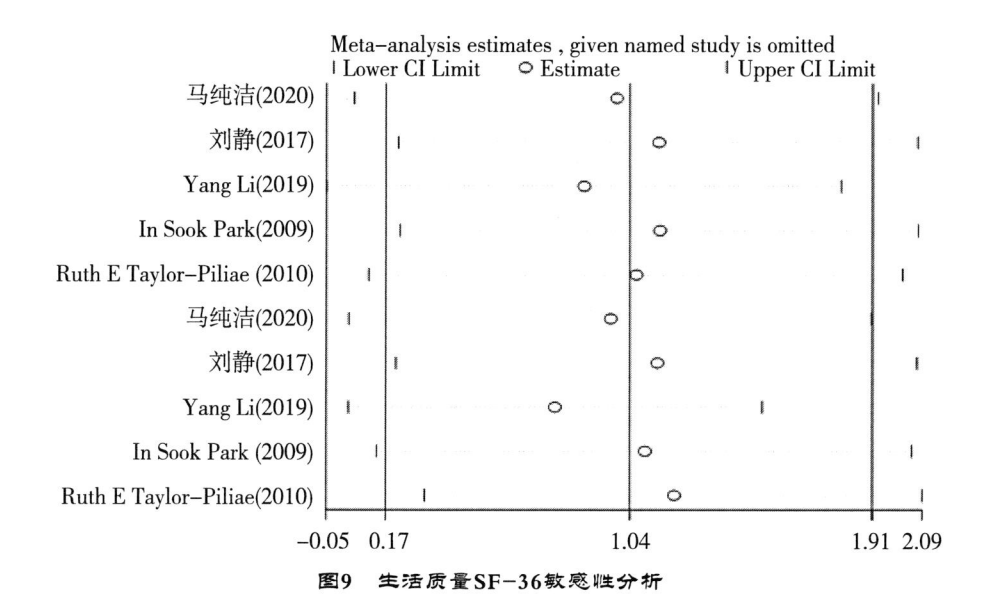

图9 生活质量SF-36敏感性分析

4. 生活质量SF-36发表偏倚分析结果

生活质量SF-36研究共纳入文献5篇，由于数量较少，漏斗图不适合发表偏倚分析，故采用Egger法检测发表偏倚。Egger法判断发表偏倚的统计量分别是截距a对应的t值、P值以及95%置信区间值，若$P>0.05$或95%置信区间包括0，则表示不存在发表偏倚；否则表示存在发表偏倚。由图10可知，所获得的研究基本呈对称分布，检验结果为：$t=-1.66$，$P=0.135>0.05$，95%置信区间为$-24.291\sim3.941$，不具有统计学意义。因此，纳入的研究没有发表偏倚。由于纳入的文章较少，MLHFQ指标不能用于发表偏倚分析。

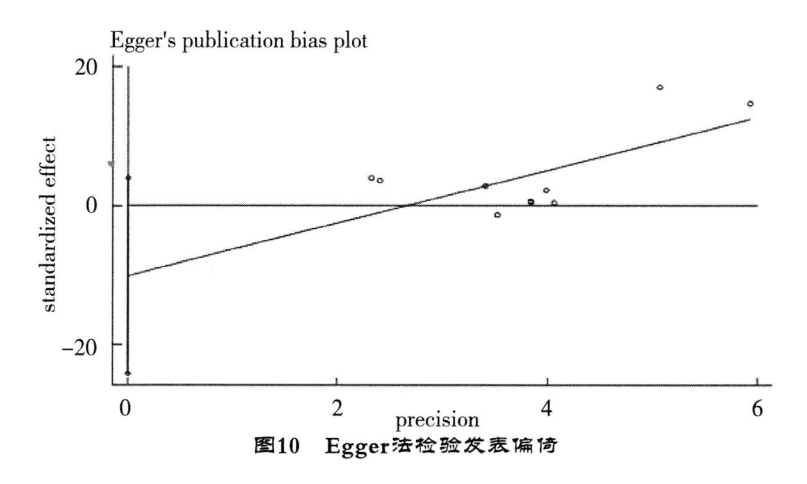

图10 Egger法检验发表偏倚

四、讨论分析

本研究Meta分析结果显示，太极拳联合西医药物疗法能显著改善冠心病患者的生活质量，为把太极拳应用于心脏康复领域研究提供了循证医学证据。大量临床研究表明，太极拳可通过多种路径发挥心血管保护作用，对预防心肌纤维化、抑制心肌变性和改善心肌功能具有积极影响[1]。此外，太极拳强调腹式呼吸，深、匀、细、长，长期练习有利于提高呼吸效率，增强心肌收缩力，进而提高心输出量[2-4]。此外，太极拳一般要求动作轻柔舒展、心静体松、意守气穴，进而达到通经脉、调阴阳、舒血气的功效，长期练习有利于改善血脂成分，提高抗氧化作用，最终预防心血管疾病的发生发展[5]。通过太极拳的练习，患者增强了肌肉力量，改善了心理情绪及精神状况，最终提高了生活质量。此外，太极拳不受场地空间限制，动作简单易学，能够减轻患者负担，对改善患者生活质量、提高患者运动依从性等方面具有不可替代的作用。

对后续研究的启示：①本研究Meta分析表明，太极拳联合西医药物治疗对改善冠心病患者的生活质量效果明显，但因文献质量原因及纳入研究较少的局限性，亟待今后开展更多高质量、多中心、大样本、设计严谨的随机对照临床实验予以验证。②今后需要对运动方式、运动强度、运动时间、运动频率等进行标准化研究，对干预过程进行规范化处理，以便进一步制定精准化的冠心病运动处方，使太极拳运动疗法更好地在真实的医疗环境下进行临床应用。

本研究Meta分析的局限性在于：①所有纳入的研究均是中英文文献，无其

---

[1] 王国军. 太极拳运动对老年人心肺功能的影响[J]. 中国老年学杂志，2010，30（24）：3802-3803.

[2] Guo J B, Chen B L, Lu Y M, et al. Tai Chi for improving cardiopulmonary function and quality of life in patients with chronic obstructive pulmonary disease: A systematic review and meta-analysis[J]. Clin Rehabil, 2016, 30（8）: 750-764.

[3] Jia X, Jiang C, Tao J, et al. Effects of core strength training combined with Tai Chi Chuan for the musculoskeletal system and cardiopulmonary function in older adults: A study protocol for a randomized controlled trial[J]. Medicine（Baltimore）, 2018, 97（35）: 12-24.

[4] Ng R K. Cardiopulmonary exercise: A recently discovered secret of tai chi[J]. Hawaii Med J, 1992, 51（8）: 216-217.

[5] Pereira J A, Rondo P H, Lemos J O, et al. Nutritional status and lipid profile of young children in Brazil[J]. J Trop Pediatr, 2013, 59（1）: 54-58.

他语言的文献，这可能会导致潜在的发表偏倚；②纳入的7篇文献均是低质量的；③纳入的文献数量相对较少，可能受到偶然概率阳性指征的影响；④干预方式缺少标准化、规范化，如太极拳风格各异，其干预周期、运动频率、运动时间等也不一致，可能增加研究的异质性。

综上所述，太极拳可较好地改善冠心病患者的生活质量，为把太极拳锻炼应用于冠心病患者心脏康复领域提供循证医学证据。目前现有研究质量普通偏低，多为单中心、小样本，并且多采用单一的运动方式，如只是太极拳的一个运动套路，而不是系统性的干预方案。因此，建议今后开展大规模、多中心合作及随机对照研究，为进一步推广应用太极拳等传统体育养生功法提供高质量的临床证据。

第七节　小结

心脏康复给冠心病患者带来的临床获益毋庸置疑，但是心脏康复在我国还处于萌芽时期，康复过程中仍缺少系统化的干预方案，标准也不统一，同时也缺少专业的心脏康复机构。目前，我国民众对心脏康复的运动疗法还不够了解，认知度较低，这与心脏康复宣传力度不足、专业心脏康复机构和团队稀缺、治疗费用花销大、医务人员和患者不重视、患者依从性差等多方面因素有关。尤其在我国，参加心脏康复的冠心病患者占比不足1%，与PCI指数增长相反。现阶段，不管是在人员技术方面，还是在场地设备方面，都存在严重的不足，而心脏康复是一个需要长期、持续接受治疗的过程，仅在医院提供心脏康复不能满足患者需求。综上所述，可以进行心脏康复的医院非常有限，严重供不应求，因此构建经济高效的心脏康复方案，服务广大民众是非常紧迫的。

随着全民健身与全民健康的深度融合，太极拳在强身健体、医疗康复等方面发挥了不可替代的作用，因此将太极拳与现代心脏康复理念相结合，发挥太极拳等中国传统体育养生功法在心脏康复中的优势，让心脏康复更好地融入生活。值得注意的是，虽然太极拳具有系统的理论基础和丰富的技术体系，但其流派众多，目前运用到冠心病患者临床的太极拳大多是其中的某一种，而干预过程只是纯粹的一种套路重复练习，尚缺少一套完整性、系统化、全方面的干预方案，并且实验设计较为简单，缺乏多中心、随机对照实验研究。因此，急需在心脏康复领域构建安全、有效且独具中国特色的"太极心康方案"。

第三章
冠心病患者太极心康方案的研发

第一节 初步构建冠心病患者太极心康方案的核心内容

一、太极心康方案核心内容的确立

虽然太极拳对冠心病患者带来的临床获益已经得到了循证医学证据,但太极拳种类繁多、风格各异、难易不一,并且太极拳内涵丰富,套路复杂多样,初学者在短时间内掌握具有一定难度。国家体育总局通过对传统太极拳进行整理,创编了24式太极拳,虽然24式太极拳对太极拳的普及与推广起到了积极作用,并且具有一定的规范性,但对于初学者尤其是冠心病等慢病群体来讲,仍然存在套路门槛过高、动作结构复杂等现实问题。如何降低太极拳的学练门槛,选择适合冠心病患者特点及康复要求的太极拳练习套路是亟须解决的现实问题,也是研发太极心康方案的核心问题。经课题组讨论,最终决议采用2018年国家体育总局推出的太极八法五步套路作为太极心康方案的核心内容,其动作简单易学、强度适中、内涵丰富,尤其适合太极拳初学者、中老年及慢病群体习练。

二、制订太极心康方案核心内容的依据

(一)太极心康方案核心内容具有合理性

选取太极八法五步套路作为太极心康方案的核心内容具有合理性。原因如

下：①从动作内容上看，太极八法五步套路动作简单、易学易练。该套路动作主要是从24式太极拳、48式太极拳，以及杨氏太极拳、孙氏太极拳等目前较为普及的太极拳套路中选取掤、捋、挤、按、採、挒、肘、靠八种劲法和进、退、顾、盼、定五种步法的典型动作编排而成的。太极八法五步套路的创编既尊重了传统，又体现了创新，解决了传统太极拳套路冗长、动作重复的问题，使其动作内容简洁明了、易学易练，尤其适合中老年及慢病群体习练。②从动作结构上看，太极八法五步套路结构严谨、布局合理。该套路采取了桩功和行功两种锻炼形式，从起势至第17势左靠势为桩功练习，从第18势进步左右掤至第32势收势为行功练习，锻炼形式具有多样性。整个套路的编排围绕向前、后、左、右、中定五个方向展开，左右对称，布局合理，而以往太极拳多采用单侧练习。此外，太极八法五步套路压缩了练习空间，尤其适合冠心病患者进行居家练习，具有广泛的适应性和可操作性。太极八法五步套路中"八法"与"五步"动作示范见图11、图12，示范者为太极八法五步套路创编人北京师范大学吕韶钧教授。

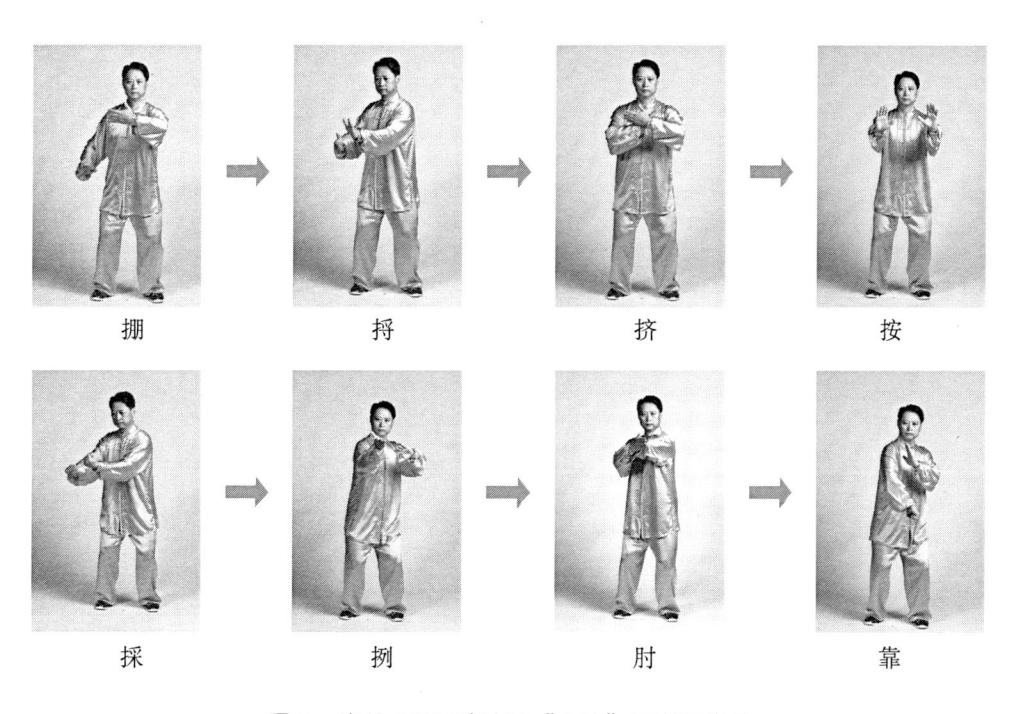

掤　　捋　　挤　　按

採　　挒　　肘　　靠

图11　太极八法五步套路"八法"动作示范图

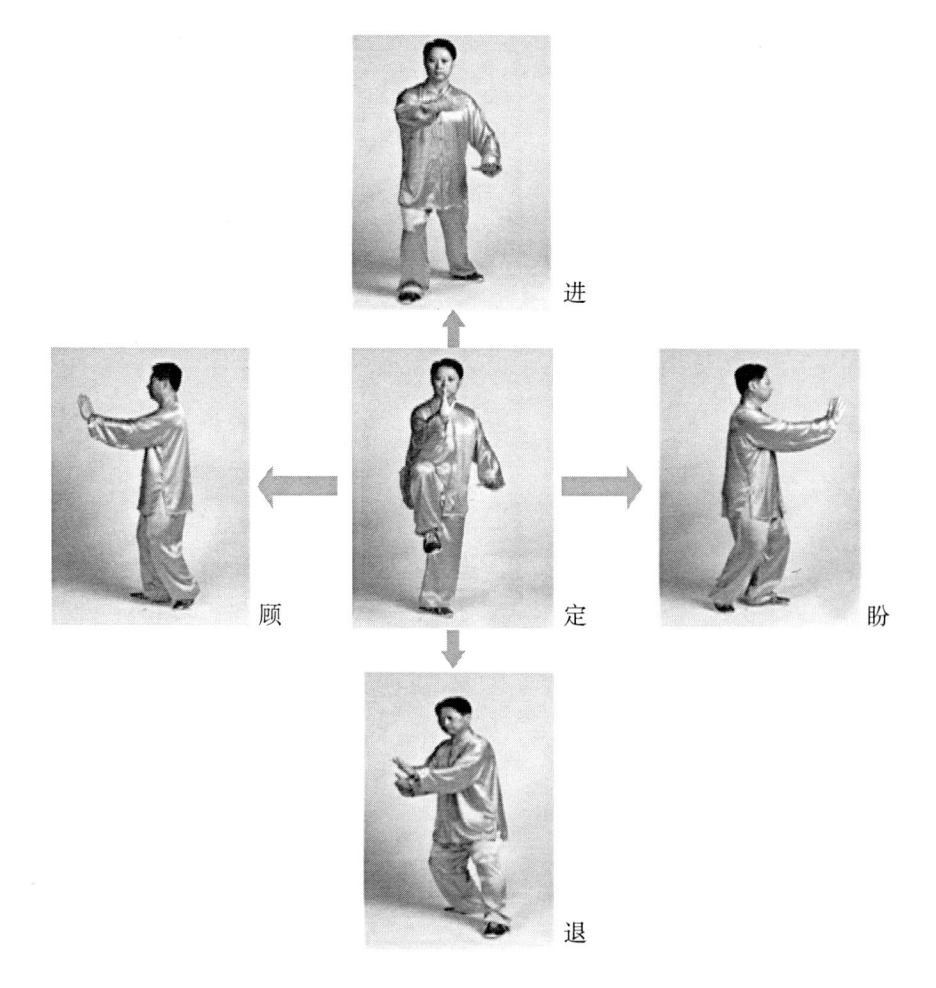

图12 太极八法五步套路"五步"方位示范图

（二）太极心康方案核心内容具有科学性

为了了解太极心康方案核心内容太极八法五步套路选择的科学性，本课题利用便携式心肺功能测试仪对太极八法五步运动过程中的能量消耗进行实时监测，客观量化地评定太极心康方案核心内容的能量消耗特征。研究成果被发表在"*International Society of Chinese Health Practices*"（国际中华养学会）期刊[1]。

---

[1] Lyu S, Zhang J W, Nie J, et al. Measurement and evaluation of energy metabolism of Bafa-Wubu Tai Chi [J]. International Society of Chinese Health Practices, 2020, 7 (1): 11-20.

1. 研究对象

本研究将练习太极拳时间少于1个月、无肺部呼吸性疾病等作为纳入标准；将长期进行规律性太极拳练习、生活不能自理以及运动障碍者作为排除标准。2018年从北京师范大学、中央民族干部学院和北京体育大学募集符合条件的受试者100名，其中男性63人（39.7±9.79），女性37人（36.9±11.08），均自愿参加并签署知情同意书，并得到北京体育大学运动人体科学伦理委员会的批准（编号2018010H）。在实验过程中，因数据信息不完整、未按照要求进行练习等剔除5人，占总招募人数的5%，最终信息完整、太极拳练习符合要求者95人，占总招募人数的95%。受试者基本信息见表2。

表2 受试者基本信息表（$M \pm SD$）

样本量 n	年龄/岁	身高/cm	体重/kg	体脂百分比/%	BMI/（kg·m^{-2}）
95	38.09±11.19	169.49±7.63	66.68±7.94	21.89±5.27	23.20±2.27

2. 研究方法

（1）太极八法五步套路教学方案

运动内容：以太极八法五步套路为主，包括掤、捋、挤、按、采、挒、肘、靠八种"劲法"，以及进、退、顾、盼、定五种"步法"，有桩功和行功两种锻炼形式。

运动时间：早上7:00~8:00，每次持续60min，包括准备活动10min、太极拳练习40min和整理活动10min。

运动频率：教学3周，每周5次，共计15次教学。第1周进行桩功练习和单个动作学习，熟悉技术路线，形成正确的动力定型；后2周进行组合动作及套路练习。

运动注意事项：整个练习过程均由专业的太极拳教练指导，保证练习时间和动作节奏基本一致，注重动作的稳定性与连贯性，同时注意呼吸与动作的配合，强调意、气、形之间的结合。15次教学结束后，由太极拳领域的专家进行技术考核，考核通过后被选为受试对象。其中，实验测试人员、太极拳教练人员以及技术考核专家由不同人员担任，互不影响。

（2）测试指标及方法

身体成分的测量：用BIOSPACE公司生产的Inbody 720体成分分析仪器对每一位受试者进行体成分测试，主要指标包括身高、体重、体脂百分比等。受试者脱掉鞋袜，光脚站在足部电极上，首先测量身高、体重，再输入年龄，然后双手握住手部电极，双臂外展约30°，静止站立40~60s，即可完成测量。

太极八法五步套路能量消耗的测量：采用德国Cortex公司生产的MateMax 3B便携式运动心肺功能测试仪（Cortex气体代谢仪）进行测定，测量指标主要为梅脱（METs）、心率（HR）、相对摄氧量（VO_2/kg）、呼吸商。测试安排在餐后2~3h在室内进行，温度20~25℃，相对湿度为50%~70%，24h内避免大强度运动，避免抽烟，禁酒。首先进行周围气体校正，校正通过后，预热10min，受试者佩戴心率表带和呼吸面罩，安装流量传感器，连接气体采样管，接着静坐3~5min，待心率平稳后进行测试。受试者从起势跟随太极八法五步配套音乐进行练习，整套练习约3min。

（3）干预过程记录

受试者太极八法五步套路练习场景见图13，太极八法五步套路练习过程中能量消耗测试场景见图14。

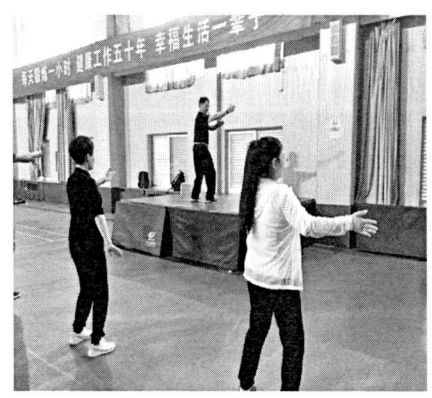

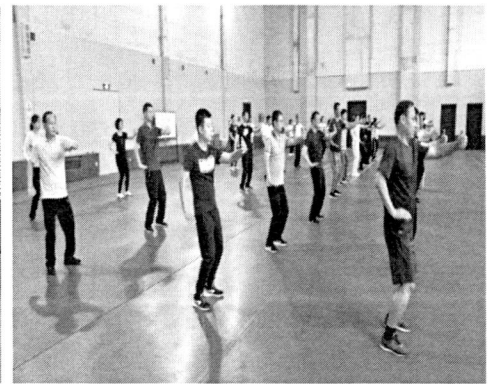

图13 太极八法五步练习场景

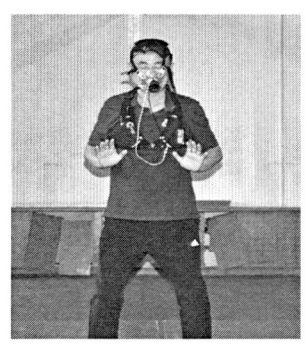

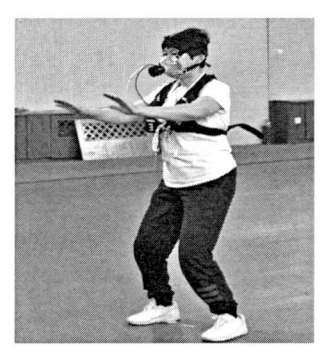

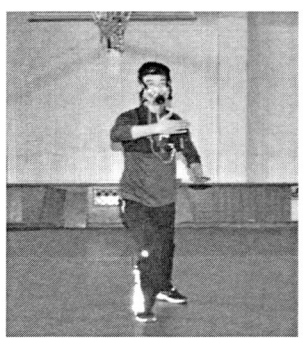

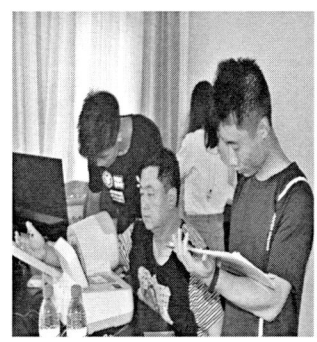

图14 太极八法五步练习过程中能量消耗测试

（4）统计学分析

将MateMax 3B数据存储器内的实验数据导入电脑，采用SPSS 21.0统计学软件进一步处理，筛选出有用数据，采样频率为60次/min，为保证结果的准确性，所有指标均以秒为单位以平均数±标准差的形式表示。

3. 研究结果

（1）太极心康方案核心内容太极八法五步练习过程中代谢当量的变化特征

实验测得安静时的代谢当量为（1.10±0.14）METs，练习过程中平均代谢当量为（2.21±0.44）METs。由图15可以看出，在整套太极八法五步套路练习过程中，代谢当量值的变化整体呈上升趋势，分两个阶段。第一阶段从起势到第17势左靠势上升趋势较平缓，代谢当量值为1.10~1.54METs；第二阶段为第18势进步左右掤势以后上升趋势比较明显，并于第30势定势中达到最大值（3.51±0.41）METs，约运动后3分钟恢复至安静水平。

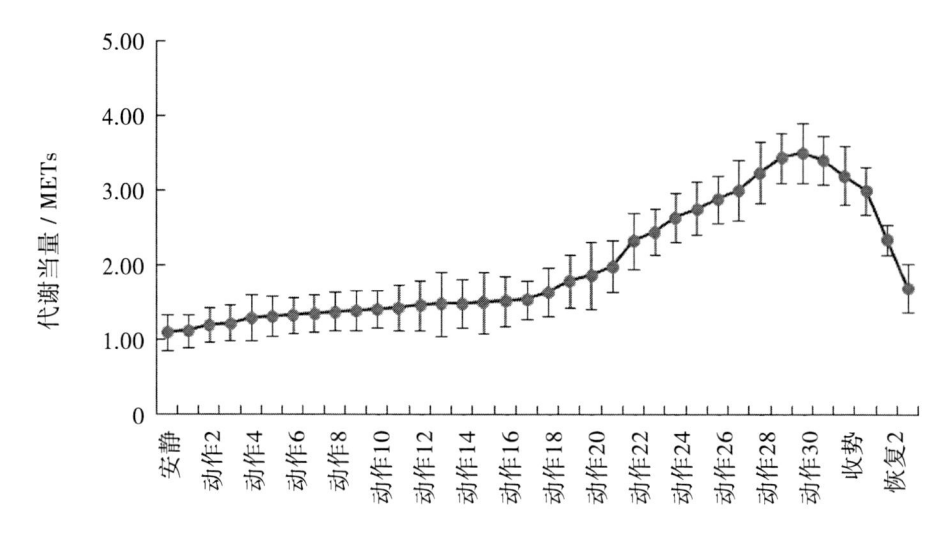

图15 太极八法五步练习过程中代谢当量变化图

（2）太极心康方案核心内容太极八法五步练习过程中心率的变化特征

实验测得安静时的HR为（77.94±3.32）次/min，练习过程中平均HR为（104.42±15.98）次/min。由图16可以看出，在整套太极八法五步练习过程中，HR的变化整体呈上升趋势，并于收势动作时达到最高值（119.27±11.75）次/min，约运动后3分钟恢复至安静水平。

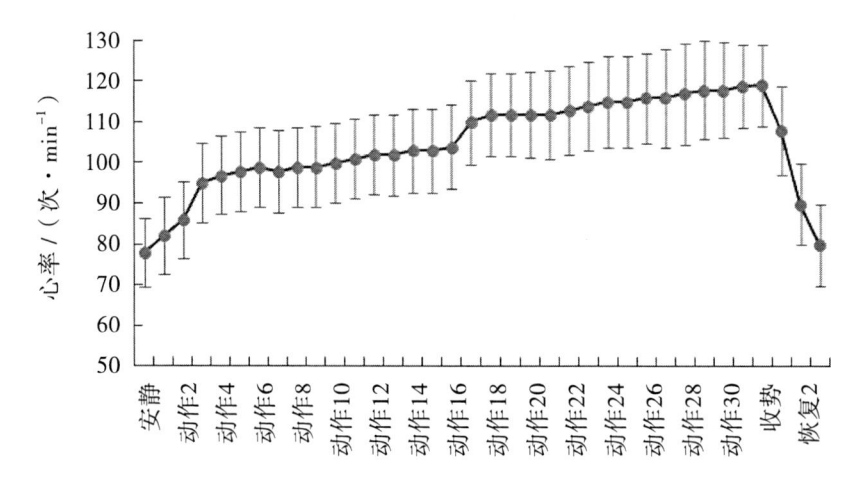

图16 太极八法五步练习过程中心率变化图

（3）太极心康方案核心内容太极八法五步练习过程中相对摄氧量的变化特征

由于受试者身高、体重均存在差异性，本研究采用VO_2/kg（相对摄氧量）反映肌肉氧供应与氧消耗的情况。实验测得安静时的VO_2/kg为（6.68±2.07）mL/（kg·min），练习过程中平均VO_2/kg为（13.81±4.24）mL/（kg·min）。由图17可以看出，在太极八法五步套路练习过程中，VO_2/kg的变化整体呈现上升趋势，分为两个阶段：第一阶段从起势到第17势左靠势上升趋势较平缓，VO_2/kg为6~9mL/（kg·min）；第二阶段为第18势进步左右掤势至第31势十字手上升趋势比较明显，VO_2/kg为10~20mL/（kg·min），并于第31式十字手达到最高值（19.52±3.21）mL/（kg·min），约运动后3分钟恢复至安静水平。

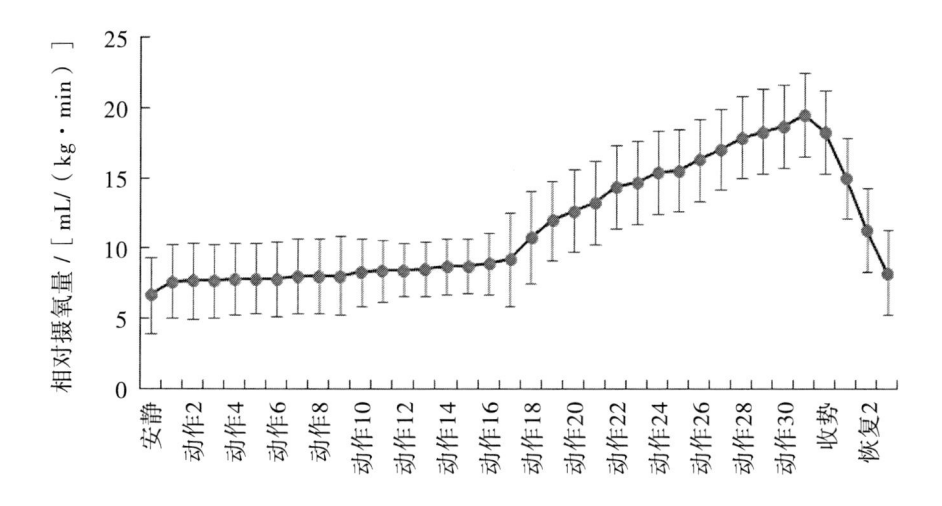

图17　太极八法五步练习过程中相对摄氧量变化图

（4）太极心康方案核心内容太极八法五步练习过程中呼吸商的变化特征

一般认为呼吸商（RQ）能比较准确地反映机体糖、脂肪、蛋白质三种营养物质氧化分解的比例情况。由图18可知，实验测得安静时的RQ为0.76±0.07，练习过程中平均RQ为0.80±0.08，在整套太极八法五步运动过程中，RQ变化比较平稳。因此，太极八法五步运动中以脂肪的氧化供能为主。

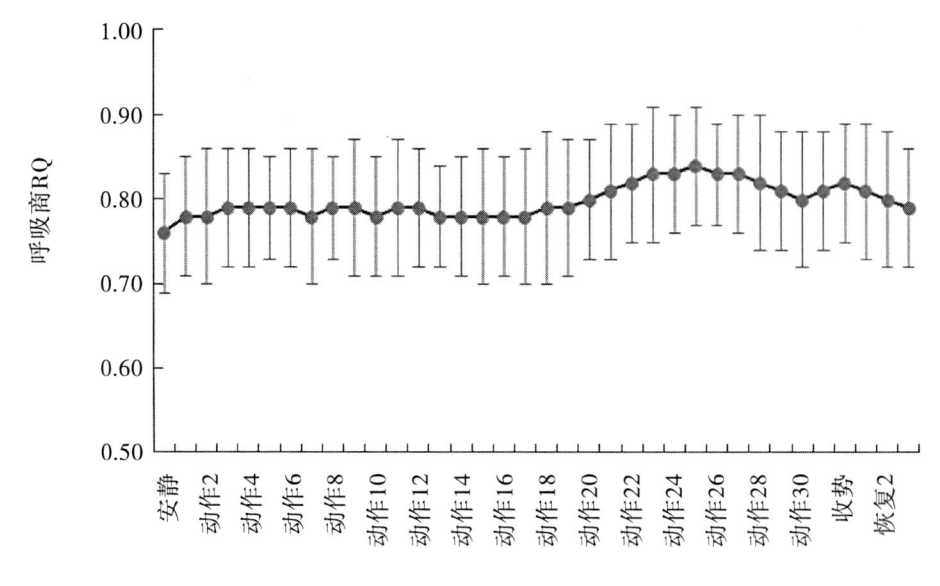

图18 太极八法五步练习过程中呼吸商变化图

4. 小结

太极心康方案核心内容太极八法五步在运动过程中的能量消耗呈"阶梯型"变化，前17式原地桩功练习的能量代谢变化比较平缓，后15式行进间动作练习的能量代谢水平逐渐升高。此外，太极八法五步运动过程中的供能方式以脂肪代谢为主，这种渐进式的能量消耗特征符合冠心病患者的康复要求。

（三）太极心康方案核心内容具有安全性

安全性是研制太极心康方案的首要考虑因素，而运动强度的大小直接决定着太极心康方案的安全性，但并非运动强度越大越好，因为运动强度越大，其面临的运动风险就越高，尤其对于冠心病患者来讲，选择适宜的运动强度更为重要。因此，本研究前期除了对太极心康方案核心内容太极八法五步的能量消耗特征进行评定外，还与目前普及度最高的24式简化太极拳的运动强度进行了比较，以期为冠心病患者在习练太极拳时提供最优化的练习套路。研究结果发现，太极八法五步整套练习时间大约3min，24式简化太极拳整套练习时间大约5min40s，在练习太极八法五步过程中平均代谢当量为（2.21±0.44）METs，最大值为（3.51±0.41）METs，在练习24式简化太极拳过程中，平均代谢当量为（3.2±0.14）METs、最高代谢当量为（4.0±0.47）METs[1]。按照Pate RR[2]根据能量代谢大小对体力活动强度进行划分的模式，小于3METs为低强度运动，3~6METs为中等强度运动，大于6METs为高强度运动，太极八法五步属于中小强度的有氧运动，24式简化太极拳属于中等强度的有氧运动。因此，太极八法五步的运动强度小于24式简化太极拳，符合冠心病患者要求的中小强度有氧运动。鉴于运动安全性，建议不同体质的人群进行健身锻炼时，应当考虑到运动项目运动强度的差异性，对于体质较弱，尤其是慢性病人以及中老年人提倡从中低强度且简单易学的太极八法五步套路开始练习。

第二节 冠心病患者太极心康方案专家论证

通过前期对相关文献的分析，针对冠心病患者初步构建了以太极八法五步为核心内容的太极心康方案，并对核心内容的合理性、科学性及安全性分别进行了分析。为了进一步增强太极心康方案的可行性，本课题组邀请了太极拳领域的专家、心脏康复领域的心内科专家、运动康复师以及护理师，采用专家研讨会的形式进行论证。

一、专家遴选的标准

本课题针对太极拳、心脏康复、运动康复医学以及护理学四个领域，综合考虑论证专家的研究方向、学历、职称以及权威性等基本情况，邀请了北京师范大学、北京体育大学、中国医学科学院阜外医院心脏康复中心、中国人民解放军总医院心脏康复中心、北京水利医院心内科以及安贞社区卫生服务中心心内科等单位领域的专家。专家遴选的标准为：具备中级职称或国家一级教练员

---

[1] Lyu S J, Zhang J W, Nie J, et al. Comparative study of physiologic characteristics between the newly compiled Bafa Wubu of tai chi and 24 form simplified Tai Chi [J]. BMC Sports Science Medicine and Rehabilitation, 2020, 12（1）：1-7.

[2] Pate R R, Pratt M, Blair S N, et al. Physical activity and public health：A recommendation from the centers for disease control and prevention and the American College of Sports Medicine [J]. JAMA 1995, 273（5）：402-407.

（太极拳项目）及以上资格证书；在本专业领域内具有8年以上的工作或教学经验。专家论证会共有15名专家参加，其中博士12人，硕士3人；其中教授、主任医师5人，副主任医师2人，高级康复师3人，太极拳国家级教练5人。专家基本信息详见表3。

表3 专家基本信息

序号	姓名	性别	年龄	学历	工作单位	职称	专业方向
1	吕××	男	58	博士	北京师范大学	教授	太极拳
2	冯×	女	37	博士	中国医学科学院阜外医院	主任医师	心脏康复
3	马×	女	46	博士	中国人民解放军总医院	主任医师	心内科
4	赵××	男	47	博士	北京水利医院	主任医师	心内科
5	李×	女	48	博士	朝阳区安贞社区卫生服务中心	主任医师	心内科
6	张××	男	32	博士	北京师范大学	高级康复师	运动康复
7	李××	女	31	博士	北京师范大学	国家级教练	太极拳
8	陈××	男	29	博士	北京师范大学	国家级教练	太极拳
9	吴×	女	39	博士	中国医学科学院阜外医院	高级康复师	运动康复
10	杨×	女	38	博士	中国医学科学院阜外医院	高级康复师	运动康复
11	王×	女	37	博士	北京水利医院	副主任医师	护理师
12	郭××	女	41	博士	朝阳区安贞社区卫生服务中心	副主任医师	护理师
13	苑×	男	30	硕士	北京体育大学	国家级教练	太极拳
14	魏××	男	28	硕士	北京师范大学	国家级教练	太极拳
15	崔×	女	28	硕士	北京师范大学	国家级教练	太极拳

二、专家会议主题

此次专家研讨会的主要议题为以下几个方面：①明确太极心康方案的研发原理；②确定太极心康方案的构成部分及命名；③提出太极心康方案习练的基本法则及核心要素；④制订太极心康方案的习练方法及阶段划分；⑤针对太极心康方案的未来应用提出指导性建议。

三、会议流程

首先向到场的专家发放此次研讨会的会议议程、研讨主题及相关材料。其次由会议主持人介绍参加此次专家研讨会的专家及参会人员。再次由课题总负责人向与会的各位专家介绍研究项目的研究背景等相关内容。复次与会专家根据主要议题进行讨论和提问，阐述各自的观点。最后由课题总负责人进行归纳总结，并声明最终专家结论。会议总时长60～90min，会议结束后课题组成员分别对每一位专家的建议与观点进行归纳与整理，最后把至少80%的专家一致认可作为形成最终方案的重要依据。关于太极心康方案的研讨会共进行两次，2019年7月5日举行第一次专家座谈会，主要确立了太极心康方案的创编原理及思路，以及为下一步方案的制定提供建设性建议；2019年10月9日举行第二次专家研讨会，此次研讨会主要对太极心康方案进行论证（图19）。

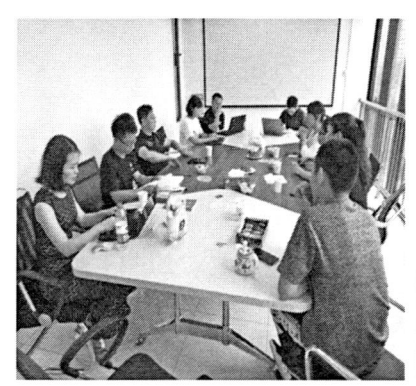

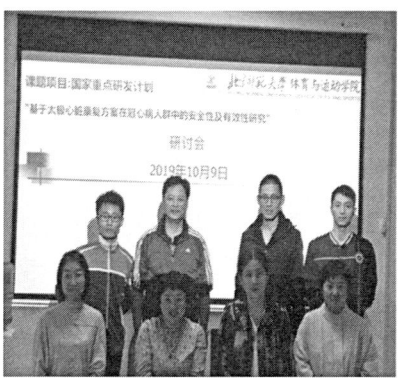

图19　专家研讨会会议场景

四、论证结果

（一）太极心康方案研发的原理

太极拳作为我国优秀民族传统体育文化的代表，以中医理论为基础，具有疏通经络气血、调节脏腑功能与精神情感的作用。同时，它因动作柔和缓慢，易学易练，深受群众喜爱。目前已有不少有关太极拳等养生功法应用于冠心病防治的研究，说明我国传统体育锻炼在预防和治疗冠心病方面具有很大潜力。专家们对太极心康方案的原理部分均表示认同，其创编原理主要根据现代康复医学运动处方制订方法，以中西医结合为出发点，以太极拳哲理、医理、拳理为理论依据，以心静体松为基本法则，以意、气、形三者协调配合为核心要素，针对冠心病患者构建安全、严谨且独具中国特色的太极心脏康复方案，力求达到身心健康的锻炼功效。专家们还针对太极心脏康复方案的命名展开了讨论，最终将该方案的名称确定为"太极心康方案"。

（二）太极心康方案的构成

对于初步构建的以太极八法五步为核心内容的太极心康方案，专家们建议参考常规运动康复方案的构成模式，构建以太极八法五步为核心内容的系统化的太极心康方案。常规运动康复方案由准备活动、有氧运动、抗阻训练、整理活动四大部分组成，专家商讨后一致认同太极心康方案由四大部分构成，但每部分均以太极拳为核心元素，即准备活动采用拳境导入，有氧运动选用太极八法五步，抗阻训练采用太极运劲功，整理活动采用太极松静功，具体构成如图20所示。目前太极心康方案已在国际Clinical Trials临床实验注册中心注册（NCT03936504），并在英国医学杂志"*BMJ Open*"（影响因子为2.496）公开发表[1]。

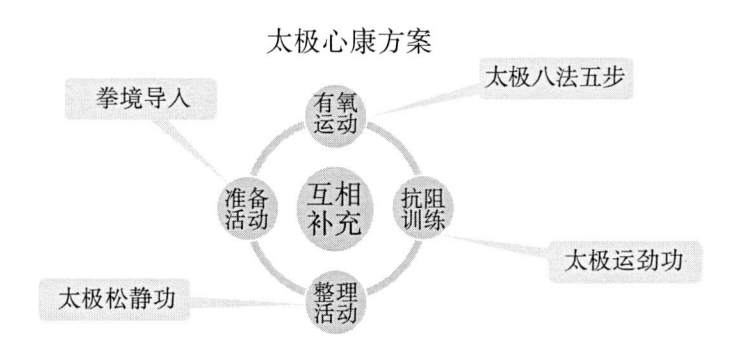

图20 太极心康方案构成图

---

[1] Ma J, Zhang J W, Li H, et al. Safety and effectiveness of a Tai Chi-based cardiac rehabilitation programme for chronic coronary syndrom patients: Study protocol for a randomised controlled trial [J]. BMJ Open, 2020, 10（7）: 36061.

①拳境导入：此部分的练习内容主要包括太极桩功练习，如无极桩、升降桩、抱球开合桩、左右旋拧桩、左右虚实桩、独立桩等。拳境导入的主要目的是通过太极拳桩功的练习，将正念和意象融入运动中，释放身体中的紧张感，提高呼吸意识，促进身心的全面放松，使练习者逐渐达到心静体松的效果，为下一步太极拳的练习奠定基础。

②太极八法五步：根据课题组前期对太极八法五步合理性、科学性及安全性的验证，最终决定将其作为太极心康方案的核心内容。太极八法五步由八种手法和五种步法组成，共32式，前17式为桩功练习，后15式为行功练习，动作结构简单，对于冠心病患者来讲易学易练。此部分练习主要目的是提高患者运动能力，增强身体素质，达到身心健康的效果。

③太极运劲功：抗阻训练部分参照常规运动康复方案，按照人体解剖学结构冠状面、水平面、矢状面三个维度，既融合了东方的太极拳元素，又结合现代弹力带抗阻训练方法，创编了太极运劲功，主要包括弹力带结合太极开合桩、旋拧桩、虚实桩以及手臂缠绕等手法。太极运劲功练习的主要目的是增加患者对太极拳"劲力"的感知，以腰带臂，缓慢发力，正确感受太极拳的发力顺序，其根在脚，发于腿，主宰于腰，行于手指。

④太极松静功：太极松静功练习内容主要包括坐式调息，拍打肩井穴、环跳穴与气海穴，摩运檀中穴与丹田穴，扣齿，浴面，肩、肘、腕关节旋拧，躺式耸肩等。太极松静功主要融合了导引术、经络拍打功等，通过调身、调息、调意使身心逐渐回到平静，收敛意识，缓解疲劳。

（三）太极心康方案习练的基本法则及核心要素

太极心康方案习练的基本法则即"松静"，"松"是指身体的放松，它是完成整套方案的基础和保证，使身体处于放松的状态。而"静"是指心理的入静，在练习过程中排除任何杂念，思想集中，使练习者处于一种恬静舒适的状态。太极心康方案习练的核心要素即"形、气、意"，所谓"形"是指动作外形，"气"是指呼吸运气，"意"是指大脑意识。在方案练习过程中要学会"练形""运气""用意"，以意导气、以气运身。而"形、气、意"三要素的整体配合直接影响太极心康方案的练习质量和效果。

（四）太极心康方案的习练方法

关于太极心康方案的习练方法部分是专家们讨论最为激烈的环节，主要参考现代医学运动处方制订原则，即运动形式、运动频率、运动时间、运动强度，其中运动形式已经成型，基本包括拳境导入、太极八法五步、太极运劲功以及太极松静功四大部分；运动频率与运动时间也是参考常规运动康复方案，每周3次，每次60min。但运动强度是专家出现分歧最大的地方，因为运动强度是制订运动方案的核心。虽然前期课题组进行了对太极心康方案核心内容太极八法五步的能量消耗测定，但基于整个太极心康方案的大框架来讲是不完善的，因此为了进一步实时了解患者的运动强度，专家们一致建议增添其他相关强度的评价方法。具体如下：①在有心电监护的情况下，最为理想的强度评价方法为40%~60%储备心率；②比安静状态下静息心率增加20次/min左右；③如果在没有心率监测的情况下，结合主观疲劳感觉患者出汗但不大费力（Borg评分在12~14）；④借鉴美国运动医学会（ACSM）评定中等运动强度的依据之一，锻炼时可以说话但不能歌唱的粗略评价方法。太极心康方案运动阶段的划分主要依据调整组间间歇时间及组数，分为三个阶段：初级是第1~12次课，为第一阶段；中级是第13~24次课，为第二阶段；高级为第25~36次课，为第三阶段。具体练习方法见表4~表6。

表4 第一阶段太极心康初级方案（第1~12次课）

部分	时间/min	课程内容	重复次数/次	间歇时间/min	每组时长/min
拳境导入	8~10	无极桩、直臂升降桩、曲臂升降桩、抱球开合桩、左右旋拧桩、左右虚实桩、独立桩	8	0	10
太极八法五步	25~30	第一组整套练习：1遍	1	1	3
		第二组整套练习：1遍	1	1	3
		第三组整套练习：1遍	1	1	3
		第四组整套练习：1遍	1	1	3
		第五组整套练习：1遍	1	1	3
		第六组整套练习：1遍	1	1	3
		第七组整套练习：1遍	1	1	3

（续表）

部分	时间/min	课程内容	重复次数/次	间歇时间/min	每组时长/min
太极运劲功	8~10	第一组：开合功、旋拧功、缠绕功	1	0.5	1.5
		第二组：开合功、旋拧功、缠绕功	1	0.5	1.5
		第三组：开合功、旋拧功、缠绕功	1	0.5	1.5
		第四组：开合功、旋拧功、缠绕功	1	0.5	1.5
		第五组：开合功、旋拧功、缠绕功	1	0.5	1.5
		第六组：开合功、旋拧功、缠绕功	1	0.5	1.5
太极松静功	8~10	坐式调息	1	0	1
		坐式拉伸	1	0	2
		拍打、摩运	1	0	2
		坐式肩、肘、腕关节	1	0	2
		躺式耸肩	1	0	2

表5 第二阶段太极心康中级方案（第13~24次课）

部分	时间/min	课程内容	重复次数/次	间歇时间/min	每组时长/min
拳境导入	8~10	无极桩、直臂升降桩、曲臂升降桩、抱球开合桩、左右旋拧桩、左右虚实桩、独立桩	8	0	10
太极八法五步	25~30	第一组整套练习：2遍	1	1	6
		第二组整套练习：2遍	1	1	6
		第三组整套练习：2遍	1	1	6
		第四组整套练习：2遍	1	1	6
太极运劲功	8~10	第一组：开合功、旋拧功、缠绕功	2	0.5	2~3
		第二组：开合功、旋拧功、缠绕功	2	0.5	2~3
		第三组：开合功、旋拧功、缠绕功	2	0.5	2~3
		第四组：开合功、旋拧功、缠绕功	2	0.5	2~3
太极松静功	8~10	坐式调息	1	0	1
		坐式拉伸	1	0	2
		拍打、摩运	1	0	2
		坐式肩、肘、腕关节	1	0	2
		躺式耸肩	1	0	2

表6 第三阶段太极心康高级方案（第25～36次课）

部分	时间/min	课程内容	重复次数/次	间歇时间/min	每组时长/min
拳境导入	8～10	无极桩、直臂升降桩、曲臂升降桩、抱球开合桩、左右旋拧桩、左右虚实桩、独立桩	8	0	10
太极八法五步	25～30	第一组整套练习：3遍	1	1	9
		第二组整套练习：3遍	1	1	9
		第三组整套练习：3遍	1	1	9
太极运劲功	8～10	第一组：开合功、旋拧功、缠绕功	3	0.5	3～4
		第二组：开合功、旋拧功、缠绕功	3	0.5	3～4
		第三组：开合功、旋拧功、缠绕功	3	0.5	3～4
太极松静功	8～10	坐式调息	1	0	1
		坐式拉伸	1	0	2
		拍打、摩运	1	0	2
		坐式肩、肘、腕关节	1	0	2
		躺式耸肩	1	0	2

（五）关于太极心康方案的展望

专家组针对太极心康方案的应用与展望也展开了讨论。目前较为普遍流行的为西方常规运动康复方案，处方内容主要采用有氧运动、抗阻训练、伸展运动等。专家们提出，现有的心脏康复常规运动康复方案虽然对改善冠心病患者的术后康复有很大作用，但仍存在一些问题，例如：常规运动康复方案涉及的设备成本较高，占用大量医疗资源，给医院和患者造成过多的医疗经济负担；常规运动康复方案可操作性要求较高，不宜进行居家康复，因此时间、地点或交通等因素严重影响了患者的运动康复依从性与积极性等。太极心康方案本着文化性、经济性、可操作性、安全性、针对性的原则，通过凝练太极拳核心内容，研创太极八法五步、太极运劲功、太极松静功等，主要目的在于完善目前心脏康复运动方案体系，提供独具本土化特色的心脏康复"中国方案"，解决西方常规运动康复方案高医疗花费、高经济负担、依从性低且不适宜居家康复等问题，从而提高患者参与度和依从性。

  运动康复中心是我国一项新兴产业，是实现运动与医学一体化和全民健身战略的重要着力点。然而，中国心脏康复事业的建设和发展经历了一个从不完善到逐步完善的过程。发展心脏康复事业，应努力制订规范的康复诊疗标准和临床路径，增强人们对康复理念的认识，培养康复人才，形成产、学、研、用一体化的发展模式。太极心康方案与常规运动康复方案有所不同，它是一种独具中国特色的非药物性中医运动疗法，以预防和康复为核心。我国中医治未病理论被誉为世界上最先进的预防医学思想，是未来康复医疗的发展趋势，并将在心脏康复实践中得到不断丰富和发展[1]。根据患者的不同情况，将中西医和非药物治疗有机结合，为心脏病患者提供具有中国特色的心脏康复方案，特别是在冠心病难以完全治愈的现状下，充分利用太极心康方案预防和康复的"双向效应"进行心脏康复具有重要的现实意义，太极心康方案未来在临床康复实践中也必将有着广泛的应用前景。

---

[1] 李杰，毋莹玲，鲁崴.以治未病理论指导心脏康复[J].中医研究，2016，29（2）：7-10.

第四章
太极心康方案对冠心病患者康复疗效影响的实证研究

该部分主要对前期研发的太极心康方案在冠心病人群中应用的有效性进行科学实证，并进一步与常规运动康复方案进行比较，为冠心病患者提供最优化的心脏康复运动方案，并为太极心康方案在心脏康复领域的应用和推广提供科学依据。

第一节　实验设计

这是一项多中心、随机对照研究，采用时间×组别混合实验设计。本研究根据干预方案的不同，按照1∶1比例随机分成两组，采用太极心康方案（TCCRP）干预的患者为实验组，采用常规运动康复方案（CECRP）干预的患者为对照组。整个研究周期为14个月，包括11个月的康复干预（2个月医院院内康复+9个月远程监控下的居家康复）和3个月的随访，整个研究过程包括招募、筛选、随机分组、干预期及随访期。干预期内，实验组及对照组严格执行相应运动治疗方案，并在基线、干预1个月、2个月、5个月、8个月、11个月测量主要结局指标生活质量（SF-36）；次要结局指标将在基线和干预后进行测量。整个研究的时间流程见表7。

表7 临床研究时间流程表

项目	采集病史筛选	导入期	院内2个月	居家9个月	随访3个月
纳入、排除标准	√				
签知情同意书	√				
随机分组	√				
安全性指标	√	√	√	√	
一般临床信息	√			√	
生活质量评估	√		√		
其他疗效指标检测	√			√	
再发心血管事件			√	√	√
依从性				√	
记录不良事件			√	√	
研究结束总结					√

第二节 研究对象

一、研究对象来源

病例来源：本研究由中国人民解放军总医院心脏康复中心、北京水利医院心内科、安贞社区卫生服务中心心脏康复中心三中心通过医院公众号、患者微信群、张贴招募广告等渠道招募患者，招募时间为2019年9—12月。本研究共招募符合纳入和排除标准的患者56例，男女不限。最终完成整个实验的患者为30例，其中太极心康方案组18例，常规运动康复组12例，共计脱落组26例。本研究干预时间11个月，随访时间3个月，整个研究周期共计14个月。被试随干预进程的增加具体流失情况见图21。

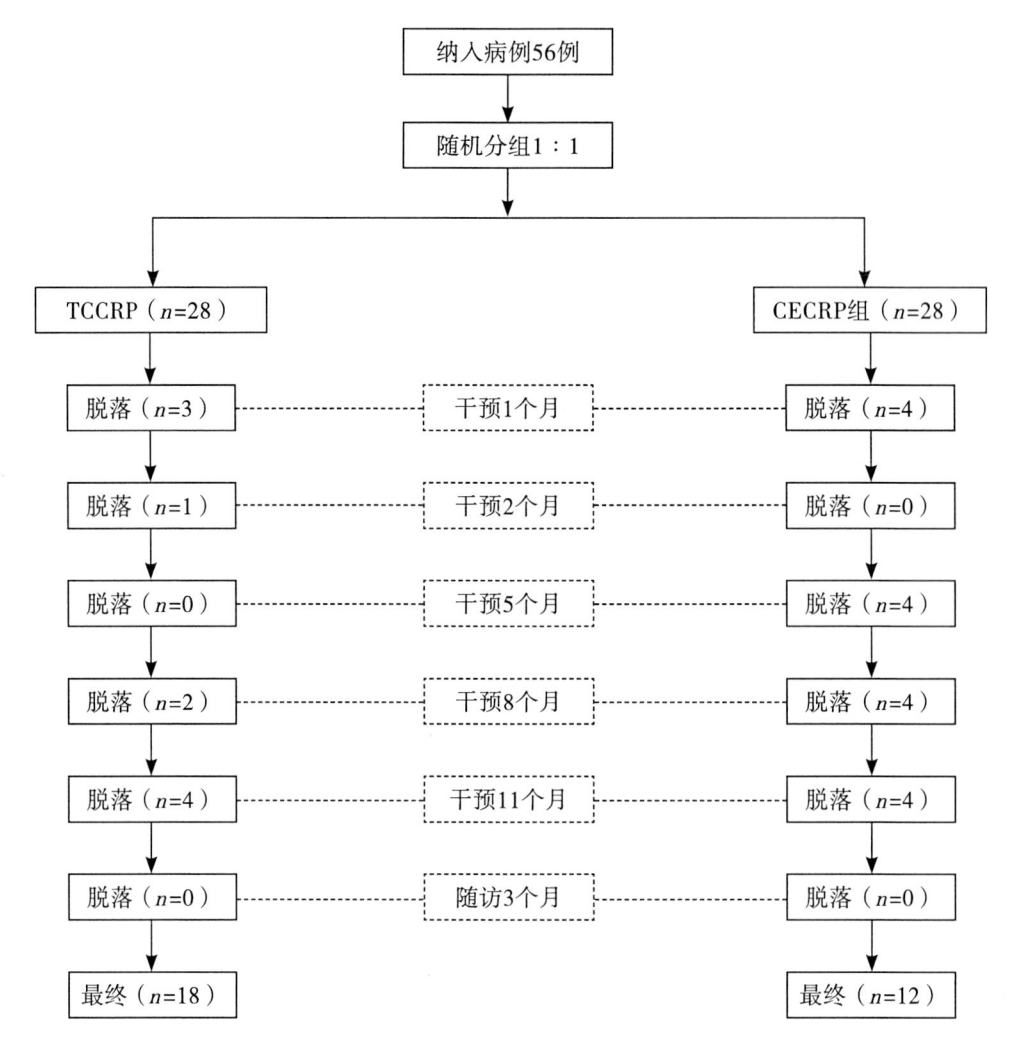

```
                    ┌──────────────┐
                    │ 纳入病例56例 │
                    └──────┬───────┘
                           │
                    ┌──────┴───────┐
                    │ 随机分组1：1 │
                    └──────┬───────┘
            ┌──────────────┴──────────────┐
            ▼                             ▼
    ┌───────────────┐              ┌───────────────┐
    │ TCCRP（n=28）│              │ CECRP组（n=28）│
    └───────┬───────┘              └───────┬───────┘
            ▼                             ▼
    ┌───────────────┐   干预1个月   ┌───────────────┐
    │ 脱落（n=3）  │ ············ │ 脱落（n=4）  │
    └───────┬───────┘              └───────┬───────┘
    ┌───────────────┐   干预2个月   ┌───────────────┐
    │ 脱落（n=1）  │ ············ │ 脱落（n=0）  │
    └───────┬───────┘              └───────┬───────┘
    ┌───────────────┐   干预5个月   ┌───────────────┐
    │ 脱落（n=0）  │ ············ │ 脱落（n=4）  │
    └───────┬───────┘              └───────┬───────┘
    ┌───────────────┐   干预8个月   ┌───────────────┐
    │ 脱落（n=2）  │ ············ │ 脱落（n=4）  │
    └───────┬───────┘              └───────┬───────┘
    ┌───────────────┐  干预11个月   ┌───────────────┐
    │ 脱落（n=4）  │ ············ │ 脱落（n=4）  │
    └───────┬───────┘              └───────┬───────┘
    ┌───────────────┐   随访3个月   ┌───────────────┐
    │ 脱落（n=0）  │ ············ │ 脱落（n=0）  │
    └───────┬───────┘              └───────┬───────┘
    ┌───────────────┐              ┌───────────────┐
    │ 最终（n=18） │              │ 最终（n=12） │
    └───────────────┘              └───────────────┘
```

图21 两组患者不同时间点的具体流失情况

二、纳入和排除标准

（一）纳入标准

——年龄30~80岁的男性或非妊娠期女性。
——符合冠心病慢性冠状动脉综合征诊断标准。

——心功能NYHA分级为Ⅰ、Ⅱ级。

——被试自愿参加并签署知情同意书。

（二）排除标准

——急性心肌梗死2周之内。

——主动脉严重狭窄。

——肥厚性心肌病。

——严重性瓣膜病。

——恶性心律失常。

——运动障碍者。

——依从性差，不配合实验者。

——近3个月内规律性练习太极拳等传统体育养生功法者。

三、伦理学审查

本课题研究过程严格按照《赫尔辛基宣言》原则进行，已得到中国人民解放军总医院的医学伦理委员会审查和批准（批准号：S2019-060-02），并且已在国际临床试验注册中心进行注册（注册编号：NCT03936504），伦理审批单见附录1。

知情同意原则：在签署知情同意书之前，向被试详细告知临床实验的具体情况，并给予受试者足够的时间考虑是否愿意参与实验。保密原则：所有涉及受试者隐私和人身安全的问题均给予保密。知情同意书见附录2。

第三节　研究方法

一、样本量计算

本研究的样本量由G*Power Version 3.1软件进行估算，以生活质量（SF-36）为主要效应指标。结合以往文献研究，干预组观察后生活质量的值为69.33±16.35，对照组观察后生活质量的测量值为55.93±14.55，实验组与对照组按1∶1的比例安排病例数[1]。根据优效性设计原则，按单侧检验Ⅰ型错误概率α=0.05，β=0.2（统计功效：1-β=80%），脱落率设置为30%。通过G*Power计算样本量为51例，但考虑患者随机分组以及各组之间的等比性，最终样本量确定为56例，每组各28例。

二、随机方法及盲法

被试经研究人员判断符合纳入和排除标准后，被随机分配。随机分组序列利用SAS软件由计算机产生随机数字。为了实现随机隐藏，随机化由第三方专门负责人保管，随机隐藏使用密封不透明的信封。受试者打开信封，获得相应的治疗分配方案。由于干预措施的特点，在本研究中很难对受试者进行盲化，故采取仅对结局指标测试人员和对数据统计分析者施盲的方式。

三、干预方案

本研究严格按照心肺运动实验评估报告制订个性化的运动处方，制订的运动处方均由副主任及以上职称的医师开具。院内康复采用线下实时签到，院外居家康复采用线上腾讯会议远程监控，同时采用微信群等管理方式，每个群中有4名研究人员，2名负责每次课程的指导、答疑以及课后交流、心得体会等，另外2名负责课堂考勤等。

（一）制订运动处方

1. 实验组——太极心康方案

太极心康方案由四部分组成，拳境导入、太极八法五步、太极运劲功及太极松静功，具体内容见表8。

---

[1] 马纯洁.太极拳对社区冠心病患者心功能和生活质量的影响[D].上海：上海体育学院，2019.

表8 太极心康方案运动处方

运动处方	内　容
运动形式	拳境导入+太极八法五步+太极运劲功+太极松静功
运动时间	60min/次：拳境导入10min+太极八法五步30min+太极运劲功10min+太极松静功10min
运动频率	3次/周，44周，共计132次
运动强度	心率储备法结合主观疲劳感觉。40%~60%储备心率；练习过程中结合患者的主观疲劳感觉（RPE），使RPE处于中等强度范围（11~13）
运动阶段	院内康复（8周院内康复指导）+居家康复（36周远程监控的居家康复）
实施路径	院内：现场康复。居家：腾讯会议App直播平台（康复师全程指导和带领）
运动注意事项	①患者提前准备设备或器材：手机/电脑、血压仪、弹力带、瑜伽垫、水杯 ②提前提供患者资料：完整的视频教学资料+电子文字资料 ③运动前、中、后均要求患者测试并实时记录心率、血压及主观疲劳感觉 ④运动过程中避免憋气及长时间出现低头动作 ⑤在治疗期间，参与者将被要求严格按照培训计划练习，不允许参加任何新的或额外的锻炼计划

2. 对照组——常规运动康复方案

常规运动康复方案主要由四部分组成，即热身操、有氧操、抗阻训练、整理放松，具体内容见表9。

表9 常规运动康复方案运动处方

运动处方	内　容
运动形式	热身操+有氧操+抗阻训练+整理放松
运动时间	60min/次：热身操10min+有氧操30min+抗阻训练10min+整理放松10min
运动频率	3次/周，44周，共计132次
运动强度	心率储备法结合主观疲劳感觉。40%~60%储备心率；练习过程中结合患者的主观疲劳感觉（RPE），使RPE处于中等强度范围（11~13）
运动阶段	医院康复（8周院内康复）+居家康复（36周远程监控的居家康复）
实施路径	院内：现场康复。居家：腾讯会议App直播平台（康复师全程指导和带领）

（续表）

运动处方	内　容
运动注意事项	①患者提前准备设备或器材：手机/电脑、血压仪、弹力带、瑜伽垫、水杯 ②提前提供患者资料：完整的视频教学资料+电子文字资料 ③运动前、中、后均要求患者测试心率、血压及主观疲劳感觉 ④运动过程中避免憋气及长时间出现低头动作 ⑤在治疗期间，参与者将被要求严格按照培训计划练习，不允许参加任何新的或额外的锻炼计划

（二）药物处理情况

两组被试将根据患者各自情况继续服用常规药物，如美托洛尔、阿司匹林、抗血小板和抗凝药物或β肾上腺素能阻滞剂。任何药物处方改变的具体日期和原因将记录在病例报告表中。

（三）中止康复情况

若运动中出现以下体征则停止运动：①心绞痛的发生或加重；②突发的中枢神经系统症状，如共济失调、头晕或近晕厥；③外周灌注，如发绀、脸色苍白；④出现疲劳、气短、喘息、腿部痉挛或间接跛行；⑤有较严重的心律失常等。

四、测试指标及方法

（一）主要结局指标

生活质量：采用中文版健康调查简表（SF-36）作为生活质量评估工具。SF-36量表由36个条目组成，包括身体健康和心理健康，目前是世界上最常用的生活质量标准化测量工具之一，被广泛应用于临床实验中。经检验，SF-36量表具有较高的信度和效度，可应用于心血管疾病患者的生活质量评价[1,2]。SF-36量表综合了不同生活质量量表的优点，由生理功能（physical functioning，PF）、生理职能（role physical，RP）、躯体疼痛（bodily pain，BP）、一般健康状况（general health，GH）、生命活力（vitality，VT）、社会功能（social functioning，SF）、情感职能（role emotional，RE）、精神健康（mental health，MH）8个维度组成，PF、RP、BP、GH 4个维度之和反映个体生理健康（physical health components，PHC）状况，VT、SF、RE、MH 4个维度之和反映个体心理健康（mental health components，MHC）状况，内容详见表10。计算得分最终需转化成0~100的标准分，具体换算方法[3]为：换算标准得分＝[（实际得分－该方面可能的最低得分）/（该方面可能的最高分－最低得分）]×100。分数越高表明其生活质量越好（注：采用正向赋分，BP得分与生活质量呈负相关）。

表10 SF-36量表各个维度含义及其对应条目

维度	内容	条目
生理功能（PF）	身体活动受限程度	3a,3b,3c,3d,3e,3f,3g,3h,3i,3j
生理职能（RP）	身体健康对日常工作和生活的影响	4a,4b,4c,4d
躯体疼痛（BP）	躯体疼痛感对日常工作和生活的影响	7,8
一般健康状况（GH）	对自身健康总体的评估	1,11a,11b,11c,11d
生命活力（VT）	精力充沛或疲惫感	9a,9e,9g,9i
社会功能（SF）	身体健康或情感问题对社交活动的影响	6,10
情感职能（RE）	情感改变对日常工作和生活的影响	5a,5b,5c
精神健康（MH）	一般心理状态（焦虑、抑郁等）	9b,9c,9d,9f,9h
生理健康（PHC）	身体健康状况，PF,RP,BP,GH维度总计	PF,RP,BP,GH
心理健康（MHC）	心理健康状况，VT,SF,RE,MH维度总计	VT,SF,RE,MH
总分（Tot）	八个维度总分之和	PF,RP,BP,GH VT,SF,RE,MH

---

[1] 李鲁, 王红妹, 沈毅. SF-36健康调查量表中文版的研制及其性能测试[J]. 中华预防医学杂志, 2002（2）: 38-42.

[2] 董爱淑, 蔡月丽, 曾静妮, 等. SF-36量表第2版应用于住院慢性心力衰竭患者的信效度分析[J]. 中华现代护理杂志, 2016, 22（6）: 746-751.

[3] Ware J E, Kosinski M, Keller S D. SF-36 Physical and Mental Health Summary Scales: A User's Manual [M]. Boston, MA: The Health Institute, New England Medical Center, 1994.

（二）次要结局指标

①心肺功能：主要指标为峰值单位摄氧量（VO_2/kg peak）、无氧阈单位摄氧量（VO_2/kg AT）、梅脱值（METs）、最大自主通气量（MVV）、6分钟步行距离（6MWD）。心肺功能评估采用心肺功能运动负荷实验，简称心肺运动实验（cardiopulmonary exercise testing，CPET），是一种评价心肺功能的无创性检测方法，能够客观、量化地评价心肺功能[1]。6分钟步行实验是一种简单、经济、易于管理的评估老年患者运动耐力的替代方法，要求患者在6分钟内来回行走，最后统计患者的总行走距离。走路时避免说话、跑跳、在折返处犹豫，患者独立完成。

②超声心动图：主要指标为左室舒张末内经（LVEDD）、左室收缩末内经（LVESD）、左室射血分数（LVEF）。超声心动图具有经济、简便、无创、可重复性好等优点，可评价心脏结构和血流功能的变化，是冠心病诊断和术前筛查的重要方法之一[2]。本研究使用美国Philips公司的iE33型彩色多普勒超声诊断仪进行超声检测，探头频率2.5~3.5MHz，均在左侧位置。

③身体成分：主要指标为身体质量指数（BMI）、体脂百分比、内脏脂肪含量、基础代谢率。Inbody人体成分分析仪是目前世界上唯一不使用经验估计来测量人体成分的分析仪，它可以直接测量人体的各个部位[3]。本研究采用人体成分分析仪Inbody 720（Biospace Co）对身体成分进行测量。

④运动能力：主要指标为握力、坐位体前屈、闭眼单脚站、闭目原地踏步。握力使用CAMRY生产的握力计（产品类型EH101）进行测量，患者身体直立，手臂伸直，使用惯用手测试3次，最终选取最佳成绩。坐位体前

---

[1] American Thoracic Society, American College of Chest Physicians. ATS/ACCP Statement on cardiopulmonary exercise testing [J]. Am J Respir Crit Care Med, 2003, 167（2）：211-277.

[2] 林蓓佑，巫相宏. 超声心动图对冠心病的诊断价值[J]. 临床心血管病杂志，2015，31（4）：440-442.

[3] Craciun A, Rusu A, Craciun CI, et al. Changes in Body Composition afyer Three Months of Insulin Therapy in Type 2 Diabetes—A Cohort Retrospective Study [J]. Acta Endocrinologica, 2015, 11（3）：312-318.

屈测试要求受试者脱鞋坐在垫子上，两腿伸直，躯干逐渐向前弯曲，膝盖不能离开地面，双手尽量向前移动以测试柔韧性。闭眼单脚站测试要求受试者保持惯用脚站立，另一只脚抬起，不能依附触碰支撑脚亦或是接触地面。在测试过程中，出现双脚同时触地，或者双脚有触碰行为或者睁眼及患者扶持情况，则视为测试结束，测试人员记录测试所用时间，该项测试进行3次，最终选取最佳成绩。闭目原地踏步测试要求受试者在一个半径为20cm的圆圈中，按照专门的节拍器以120步/分钟的节奏闭目原地踏步，其中抬脚的高度要高于踝关节，任意一只脚踏出圆圈范围则视为测试终止，记录停止时间，该项测试进行3次，最终选取最佳成绩。

⑤血脂代谢：主要指标为总胆固醇（TC）、甘油三酯（TG）、低密度脂蛋白胆固醇（LDL-C）、高密度脂蛋白胆固醇（HDL-C）。分别于实验干预前后清晨空腹状态下抽取静脉血3mL，经离心后取上清液，用真空采血管制备血清后存放于-20℃冰箱中。通过全自动生化分析仪（日立7170，日本）及相配套的试剂进行检测与分析，使用酶比色法测定TC、TG、LDL-C、HDL-C。

⑥焦虑抑郁情绪：焦虑自评量表（GAD-7）和抑郁自评量表（PHQ-9）是世界卫生组织（WHO）近年来推荐的筛查和评估患者焦虑抑郁的重要工具，已在各级医院得到广泛应用[1]。GAD-7量表共7项，每项0~3分，总分为7项得分之和，总分范围为0~21分，评分越低，患者的焦虑程度越低。PHQ-9量表共有9项，每项0~3分，总分为9项得分之和，总分范围为0~27分，评分越低，患者的抑郁程度越低。

⑦运动依从性及安全性评估：采用运动依从性自评量表（CSE）对运动依从性进行评价。CSE量表共20个条目，分为康复锻炼完成情况、对康复方案的认知、运动康复的主观能动性、家庭支持度、病友互助度五个维度，每个维度0~100分，评分越高说明患者依从性越好。安全性评估主要依据再发心血管事件及再住院等不良事件进行评定。

---

[1] 冯艳春，刘娜，刘继霞，等.用GAD-7和PHQ-9调查分析综合医院住院患者的焦虑抑郁状况[J].齐齐哈尔医学院学报，2015，36（32）：4926-4927.

五、数据监管

将收集到的数据均输入数据管理软件EpiData数据管理器，由中国生物技术发展中心定期进行监督与审判，主要包括研究方案的修正、受试者招募、干预措施及研究进展等。研究方案的每一次修订都符合临床实验质量管理规范（GCP）原则，并提交给伦理委员会批准，以确保研究能够高质量地进行。同时给每一位受试者发放康复训练记录日志，记录受试者的出勤，练习前、中、后的心率，血压以及主观疲劳感觉，两组患者训练场景见图22、图23，两组患者测试场景见图24。

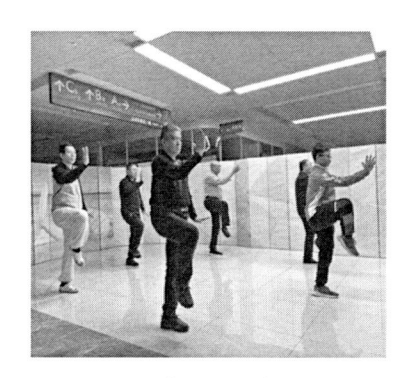

图22 太极心康方案组康复训练场景

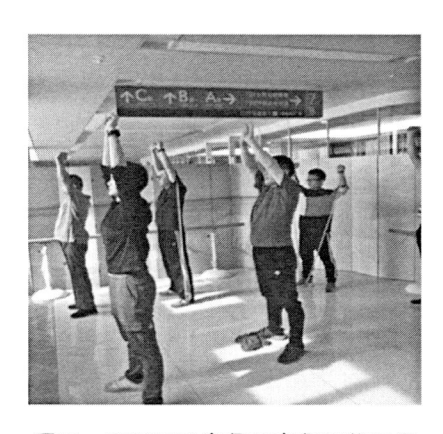

图23 常规运动康复组康复训练场景

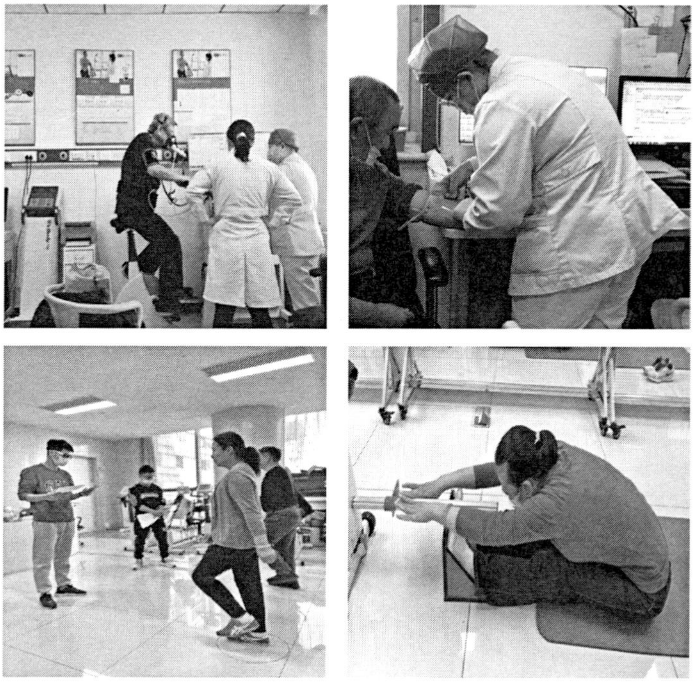

图24 两组患者测试场景

六、数理统计

采用Epidata软件建立数据库，采用SPSS21.0统计软件处理数据，采用GraphPad Prism 9绘图分析。两组患者一般人口学信息及基线资料如性别、工作性质、文化水平、吸烟史、饮酒史、合并疾病情况等计数资料以频数和百分比表示，两组比较采用卡方检验；年龄、血脂、身体成分等计量资料若呈正态分布以均值和标准差（$\bar{x} \pm s$）表示，组间比较采用独立样本t检验，组内比较采用配对样本t检验；若呈非正态分布以中位数和四分位间距（M, Q）表示，采用Mann-Whitney 秩和检验。不同时间节点指标比较采用重复测量方差分析。所有检验均采用双侧检验，显著水平为$P<0.05$。

第四节 研究结果

一、基线水平检验结果

太极心康方案组受试者共18人，平均年龄为（56.72±9.35）岁，其中男性14例（占比为77.8%），具有大学及以上学历的16例（占比为88.9%），不吸烟的有13例（占比为72.2%），每周活动次数大于5次的有4例（占比为22.2%），冠心病病程平均2年，具有家族史2例（占比为11.1%），其中PCI术后16例（占比为88.9%），伴有高血压6例（占比为33.3%），糖尿病7例（占比为38.9%），高脂血症10例（占比为55.6%）。

常规运动康复组受试者共12人，平均年龄为（57.42±10.43）岁，其中男性10例（占比为83.3%），具有大学及以上学历的10例（占比为83.3%），不吸烟的有8例（占比为66.7%），每周活动次数大于5次的有6例（占比为50.0%），冠心病病程平均2年，其中PCI术后8例（占比为66.7%），伴有高血压3例（占比为25.0%），糖尿病5例（占比为41.7%），高脂血症7例（占比为58.3%）。

经检验发现，两组受试者在一般人口学信息，如年龄、性别、文化水平、吸烟史及日常体力活动方面无显著性差异（$P>0.05$）；在冠心病病程、家族史、血运重建方式、合并疾病方面无显著性差异（$P>0.05$）；在服用抗血小板药、β受体阻滞剂、他汀类等药物上也无显著性差异（$P>0.05$）。说明两组受试者基线水平均衡，具有可比性，具体结果见表11。

表11 两组受试者基线水平检验结果

特征	TCCRP组（n=18）	CECRP组（n=12）	T/χ^2	P值
年龄	56.72±9.35	57.42±10.43	−0.190	0.850
性别 / %			0.139	0.709
男性	14（77.8）	10（83.3）		
女性	4（22.2）	2（16.7）		
文化水平 / %			0.192	0.661
初中及以下	0（0）	0（0）		
高中	2（11.1）	2（16.7）		
大学及以上	16（88.9）	10（83.3）		
吸烟史 / %			2.222	0.329
不吸烟	13（72.2）	8（66.7）		
以前吸烟，现已戒	3（16.7）	4（33.3）		
目前吸烟	2（11.1）	0（0）		
日常体力活动 / %			2.500	0.114
每周活动<3次	0（0）	0（0）		
3次≤每周活动≤5	14（77.8）	6（50.0）		
5次<每周活动	4（22.2）	6（50.0）		
冠心病病程	2.00（2.00,4.00）	2.00（2.00,5.00）	−0.229	0.819
家族史 / %			2.190	0.139
有	2（11.1）	4（33.3）		
无	16（88.9）	8（66.7）		
血运重建方式 / %				
PCI术后	16（88.9）	8（66.7）	1.050	0.305
CAGB术后	7（38.9）	5（41.7）	2.190	0.139
合并疾病 / %				
高血压	6（33.3）	3（25.0）	0.238	0.626
糖尿病	7（38.9）	5（41.7）	4.107	0.516
高脂血症	10（55.6）	7（58.3）	0.023	0.880

（续表）

特征	TCCRP组（$n=18$）	CECRP组（$n=12$）	T/χ^2	P值
合并用药/%				
抗血小板药（单抗）	14（77.8）	12（100）	3.007	0.079
抗血小板药（双抗）	4（22.2）	1（8.33）	1.454	0.228
β受体阻滞剂	14（77.7）	8（66.7）	5.660	0.517
他汀类	15（83.3）	8（66.7）	1.118	0.290
硝酸酯类	13（72.2）	11（91.7）	1.701	0.192
ACEI/ARB	12（66.7）	10（83.3）	1.023	0.312

注：PCI，冠状动脉介入；CABG，冠脉搭桥；ACEI，血管紧张素转换酶抑制剂；ARB，血管紧张素Ⅱ受体拮抗剂。

二、太极心康方案对冠心病患者生活质量的影响结果

（一）太极心康方案干预前后对冠心病患者生活质量的影响结果

干预前后冠心病患者生活质量各维度及总分经正态性检验后显示，均呈正态分布（$P>0.05$），故前后比较采用配对样本t检验。由表12可知，在总体生活质量方面，太极心康方案干预后与干预前相比Tol值提高了88.00（95%置信区间为41.598~134.402），$P<0.01$；在生理健康层面，太极心康方案干预后与干预前相比PHC值提高了33.11（95%置信区间为5.263~60.960），$P<0.05$；在心理健康层面，太极心康方案干预后与干预前相比MHC值提高了63.770（95%置信区间为30.472~76.396），$P<0.01$；在生活质量八个维度方面，太极心康方案干预后与干预前相比PF提高了8.490（95%置信区间为3.298~13.924），$P<0.01$；RP提高了18.611（95%置信区间为5.404~31.818），$P<0.01$；SF提高了38.880（95%置信区间为24.331~43.258），$P<0.01$；GH提高了13.667（95%置信区间为3.461~23.872），$P<0.05$；RE提高了18.278（95%置信区间为4.651~31.905），$P<0.05$；BP比基线值降低了40.000（95%置信区间为

36.197~53.475），$P<0.01$。说明太极心康方案提高了冠心病患者的总体生活质量水平，体现在改善生理、心理健康两个方面，在生理健康方面具体体现在提高生理功能、生理职能以及一般健康状况，同时降低躯体疼痛感；在心理健康方面表现具体体现在改善社会功能及情感职能。

表12 太极心康方案干预前后对冠心病患者生活质量的影响结果（$\bar{x} \pm s$）

指标	n	干预前	干预后	t	P值
PF	18	80.40 ± 7.627	88.89 ± 8.838**	2.518	0.003
RP	18	70.28 ± 14.452	88.89 ± 13.991**	6.260	0.009
BP	18	81.33 ± 18.697	41.33 ± 12.999**	7.799	0.000
GH	18	41.11 ± 12.393	54.78 ± 16.612*	4.837	0.012
VT	18	73.60 ± 12.460	82.50 ± 10.037	3.754	0.062
SF	18	31.56 ± 7.514	70.44 ± 21.885**	5.862	0.005
RE	18	74.33 ± 13.804	92.61 ± 8.286*	6.459	0.012
MH	18	69.60 ± 12.793	76.44 ± 14.251	4.804	0.124
PHC	18	279.11 ± 46.227	312.22 ± 37.132*	13.200	0.023
MHC	18	249.56 ± 44.164	313.33 ± 30.494**	11.930	0.000
Tot	18	528.67 ± 74.888	616.67 ± 61.673**	21.994	0.001

注：*表示与干预前相比，*为$P<0.05$，**为$P<0.01$。

（二）太极心康方案干预过程对冠心病患者生活质量变化的影响结果

采用单因素重复测量方差分析对基线、干预后1个月、2个月、5个月、8个月以及11个月这6个时间点的生活质量进行分析，判断随着时间的变化太极心康方案干预过程对冠心病患者生活质量影响的变化特征。首先对生活质量各维度及总分进行Mauchly's球形假设检验，若检验结果显示$P>0.05$，则说明符合球形检验，若检验结果显示$P<0.05$，说明不满足球形检验，检验结果则采用Greenhouse-Geisser校正，结果见表13。

表13 太极心康方案干预过程对冠心病患者生活质量影响的Mauchly's球形检验结果

指标	Mauchly's	近似卡方	df	P值
PF	0.153	28.346	14	0.014
RP	0.542	9.235	14	0.819
BP	0.057	43.373	14	0.000
GH	0.425	12.931	14	0.538
VT	0.099	34.996	14	0.002
SF	0.271	19.717	14	0.144
RE	0.452	11.990	14	0.612
MH	0.179	25.999	14	0.027
PHC	0.425	12.931	14	0.538
MHC	0.356	15.616	14	0.343
Tot	0.135	30.291	14	0.008

单因素重复测量方差分析显示，随着太极心康方案干预的实施，患者在生活质量RP、BP、GH、SF、RE、PHC、MHC及Tot方面差异具有显著性变化（$P=0.001$，$P=0.000$，$P=0.000$，$P=0.000$，$P=0.024$，$P=0.019$，$P=0.00$，$P=0.001$），因时间因素具有6个水平，故进一步采用Bonferroni检验进行两两比较，但在生活质量PF、VT、MH维度方面，随着时间的增加，差异不具有显著性（$P=0.063$，$P=0.142$，$P=0.207$），具体结果见表14。

表14 太极心康方案干预过程对冠心病患者生活质量变化的影响结果（$\bar{x} \pm s$）

指标	基线	干预1个月	干预2个月	干预5个月	干预8个月	干预11个月	P值
PF	80.40 ± 7.627	84.40 ± 9.929*	88.80 ± 6.171**	85.60 ± 9.278	87.38 ± 9.437*	88.89 ± 8.838**	0.063
RP	70.28 ± 14.452	74.17 ± 11.335	84.17 ± 15.935*	70.28 ± 15.511	87.50 ± 11.822**	88.89 ± 13.991**	0.001
BP	81.33 ± 18.697	74.24 ± 11.404	36.56 ± 9.967**	63.33 ± 8.660**	34.00 ± 6.141**	41.33 ± 12.999**	0.000
GH	41.11 ± 12.393	48.33 ± 17.094	65.17 ± 14.564**	63.33 ± 17.436**	66.56 ± 19.149**	54.78 ± 16.612*	0.000
VT	73.60 ± 12.460	78.60 ± 7.708	81.20 ± 12.507	78.00 ± 11.456	76.43 ± 12.859	82.50 ± 10.037	0.142
SF	31.56 ± 7.514	40.44 ± 13.574*	83.33 ± 20.304**	75.33 ± 10.597**	90.44 ± 12.395**	70.44 ± 21.885**	0.000
RE	74.33 ± 13.804	82.56 ± 15.775	83.44 ± 14.744	88.06 ± 12.134*	90.78 ± 9.050**	92.61 ± 8.286*	0.024
MH	69.60 ± 12.793	71.28 ± 12.488	76.16 ± 11.415	72.00 ± 10.198	72.19 ± 12.929	76.44 ± 14.251	0.207
PHC	279.11 ± 46.227	281.78 ± 40.949	282.56 ± 20.960	282.78 ± 22.960	274.72 ± 43.621	312.22 ± 37.132*	0.019
MHC	249.56 ± 44.164	274.89 ± 37.930*	324.72 ± 40.944**	312.61 ± 35.160**	327.61 ± 36.083**	313.33 ± 30.494**	0.000
Tot	528.67 ± 74.888	556.64 ± 66.337	598.39 ± 58.895**	595.39 ± 63.826	602.33 ± 71.728	616.67 ± 61.673**	0.001

注：*表示与基线比较，*为$P<0.05$，**为$P<0.01$。

在生活质量生理职能（RP）维度中：干预2个月比基线值提高了13.889（95%置信区间为0.017~27.716），$P<0.05$；干预8个月比基线值提高了17.222（95%置信区间为3.099~31.345），$P<0.05$；干预11个月比基线值提高了18.611（95%置信区间为5.404~31.818），$P<0.01$；干预11个月比干预1个月提高了14.722（95%置信区间为0.853~28.592），$P<0.05$；干预8个月比干预5个月提高了17.222（95%置信区间为4.624~29.821），$P<0.05$；干预11个月比干预5个月提高了18.611（95%置信区间为9.045~28.177），$P<0.01$。从图25可以看出，随着太极心康方案干预时间的增加，冠心病患者生理职能RP整体呈上升趋势，且具有远期疗效。

注：*表示与基线比较，*为$P<0.05$，**为$P<0.01$。

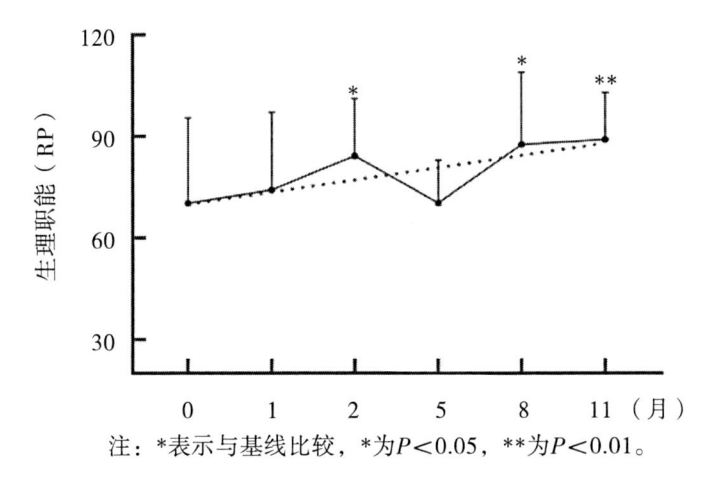

图25　太极心康方案干预过程对冠心病患者RP变化影响的折线图

在生活质量躯体疼痛（BP）维度中：干预2个月比基线值降低了44.778（95%置信区间为33.851~55.704），$P<0.01$；干预5个月比基线值降低了18.000（95%置信区间为9.178~26.822），$P<0.01$；干预8个月比基线值降低了47.333（95%置信区间为37.629~57.038），$P<0.01$；干预11个月比基线值降低了40.000（95%置信区间为36.197~53.475），$P<0.01$；干预2个月比干预1个月降低了37.444（95%置信区间为25.318~49.571），$P<0.01$；干预8个月比干预1个月降低了40.000（95%置信区间为27.453~52.547），$P<0.01$；干预11个月比干预1个月降低了32.910（95%置信区间为

23.711~45.404），$P<0.01$；干预5个月比干预2个月提高了26.778（95%置信区间为20.787~32.768），$P<0.01$；干预8个月比干预5个月降低了29.333（95%置信区间为25.905~32.762），$P<0.01$；干预11个月比干预5个月降低了22.000（95%置信区间为18.871~33.640），$P<0.05$。从图26可以看出，随着太极心康方案干预时间的增加，冠心病患者躯体疼痛BP整体呈下降趋势，且具有远期疗效。

注：*表示与基线比较，**为$P<0.01$

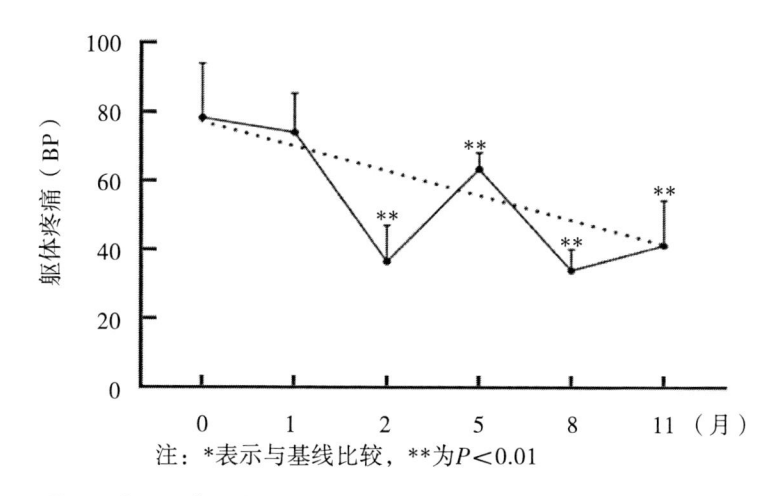

图26 太极心康方案干预过程对冠心病患者BP变化影响的折线图

在生活质量一般健康状况（GH）维度中：干预2个月比基线值提高了24.056（95%置信区间为14.253~33.858），$P<0.01$；干预5个月比基线值提高了22.222（95%置信区间为16.251~28.193），$P<0.01$；干预8个月比基线值提高了25.444（95%置信区间为14.065~36.824），$P<0.01$；干预11个月比基线值提高了13.667（95%置信区间为3.461~23.872），$P<0.05$；干预2个月比干预1个月提高了16.833（95%置信区间为7.192~26.475），$P<0.01$；干预5个月比干预1个月提高了15.000（95%置信区间为7.507~22.493），$P<0.01$；干预8个月比干预1个月提高了18.222（95%置信区间为8.343~28.101），$P<0.01$；干预11个月比干预2个月降低了10.389（95%置信区间为3.688~17.089），$P<0.01$；干预11个月比干预8个月降低了11.778（95%置信区间为3.736~19.819），$P<0.01$。从图27可以看出，随着太极心

康方案干预时间的增加，冠心病患者一般健康状况GH整体呈上升趋势，且具有远期疗效。

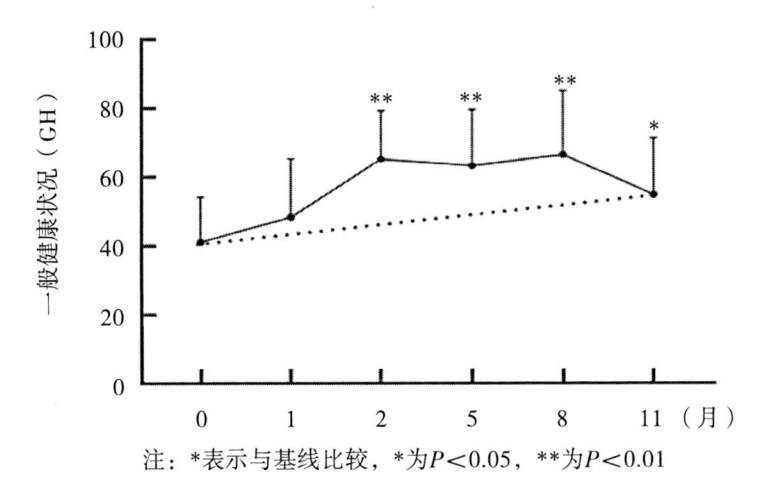

注：*表示与基线比较，*为$P<0.05$，**为$P<0.01$

图27 太极心康方案干预过程对冠心病患者GH变化影响的折线图

在生活质量社会功能（SF）维度中：干预1个月比基线值提高了9.000（95%置信区间为0.834~17.166），$P<0.05$；干预2个月比基线值提高了51.778（95%置信区间为41.152~62.403），$P<0.01$；干预5个月比基线值提高了43.778（95%置信区间为36.796~50.760），$P<0.01$；干预8个月比基线提高了58.889（95%置信区间为51.274~66.503），$P<0.01$；干预11个月比基线值提高了38.880（95%置信区间为24.331~43.258），$P<0.01$；干预2个月比干预1个月提高了42.778（95%置信区间为31.316~54.240），$P<0.01$；干预5个月比干预1个月提高了34.778（95%置信区间为27.073~42.483），$P<0.01$；干预8个月比干预1个月提高了49.889（95%置信区间为39.178~60.599），$P<0.01$；干预11个月比干预1个月提高了30.000（95%置信区间为25.891~38.961），$P<0.01$；干预8个月比干预5个月提高了15.111（95%置信区间为6.361~23.862），$P<0.01$。从图28可以看出，随着太极心康方案干预时间的增加，冠心病患者社会功能SF整体呈上升趋势，且具有远期疗效。

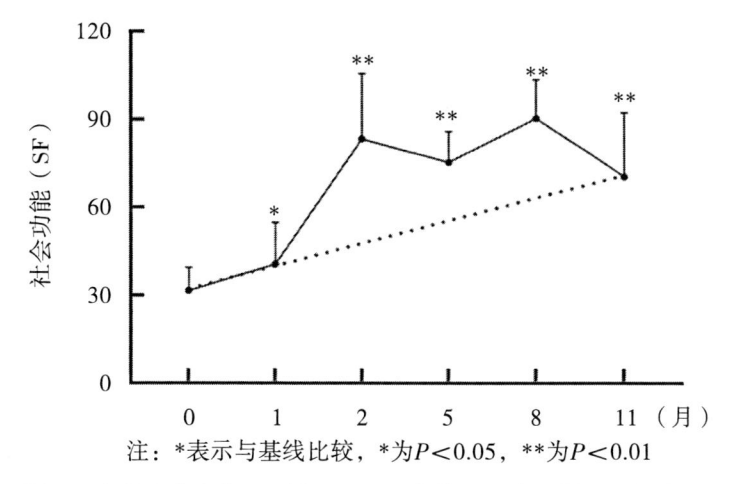

注：*表示与基线比较，*为$P<0.05$，**为$P<0.01$

图28　太极心康方案干预过程对冠心病患者SF变化影响的折线图

在生活质量情感职能（RE）维度中：干预5个月比基线值提高了13.722（95%置信区间为0.996~26.449），$P<0.05$；干预8个月比基线值提高了16.444（95%置信区间为2.893~29.996），$P<0.05$；干预11个月比基线值提高了18.278（95%置信区间为4.651~31.905），$P<0.05$。从图29可以看出，随着太极心康方案干预时间的增加，冠心病患者情感职能RE整体呈上升趋势，且具有远期疗效。

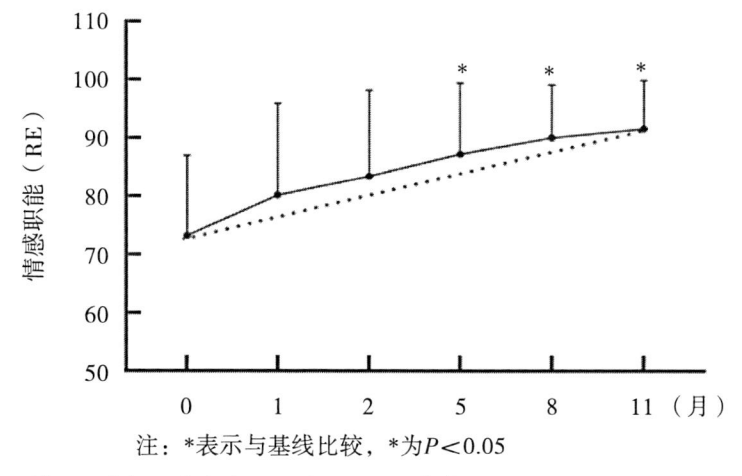

注：*表示与基线比较，*为$P<0.05$

图29　太极心康方案干预过程对冠心病患者RE变化影响的折线图

在生活质量生理健康（PHC）层面：干预11个月比基线值提高了33.111（95%置信区间为5.263~60.960），$P<0.05$；干预11个月比干预1个月提高了30.444（95%置信区间为4.441~56.448），$P<0.05$；干预11个月比干预2个月提高了29.667（95%置信区间为8.590~50.743），$P<0.01$；干预11个月比干预5个月提高了29.444（95%置信区间为5.665~53.223），$P<0.05$；干预11个月比干预8个月提高了37.500（95%置信区间为16.218~58.782），$P<0.01$。从图30可以看出，随着太极心康方案干预时间的增加，冠心病患者生理健康PHC整体呈上升趋势，且具有远期疗效。

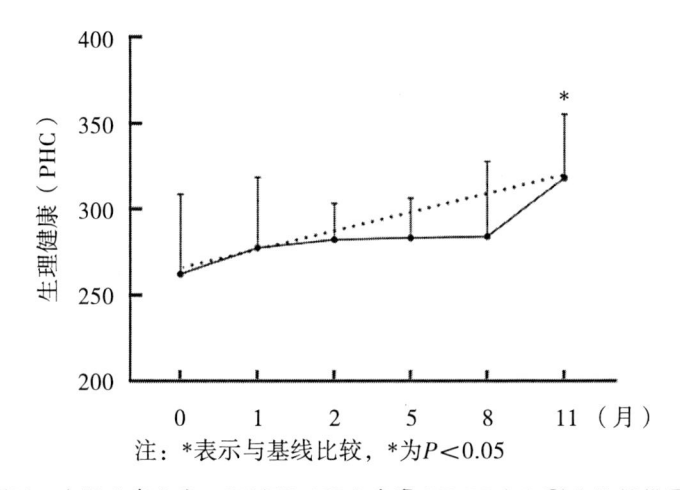

注：*表示与基线比较，*为$P<0.05$

图30 太极心康方案干预过程对冠心病患者PHC变化影响的折线图

在生活质量心理健康（MHC）层面：干预1个月比基线值提高了23.333（95%置信区间为2.425~48.242），$P<0.05$；干预2个月比基线值提高了75.167（95%置信区间为51.744~98.589），$P<0.01$；干预5个月比基线值提高了63.056（95%置信区间为39.419~86.692），$P<0.01$；干预8个月比基线值提高了78.056（95%置信区间为52.311~103.800），$P<0.01$；干预11个月比基线值提高了63.770（95%置信区间为30.472~76.396），$P<0.01$；干预2个月比干预1个月提高了49.833（95%置信区间为32.924~66.742），$P<0.01$；干预5个月比干预1个月提高了37.722（95%置信区间为17.401~58.043），$P<0.01$；干预8个月比干预1个月提高了52.722（95%置

信区间为29.455～75.990），$P<0.01$；干预11个月比干预1个月提高了38.440（95%置信区间为15.516～39.404），$P<0.01$。从图31可以看出，随着太极心康方案干预时间的增加，冠心病患者心理健康MHC整体呈上升趋势，且具有远期疗效。

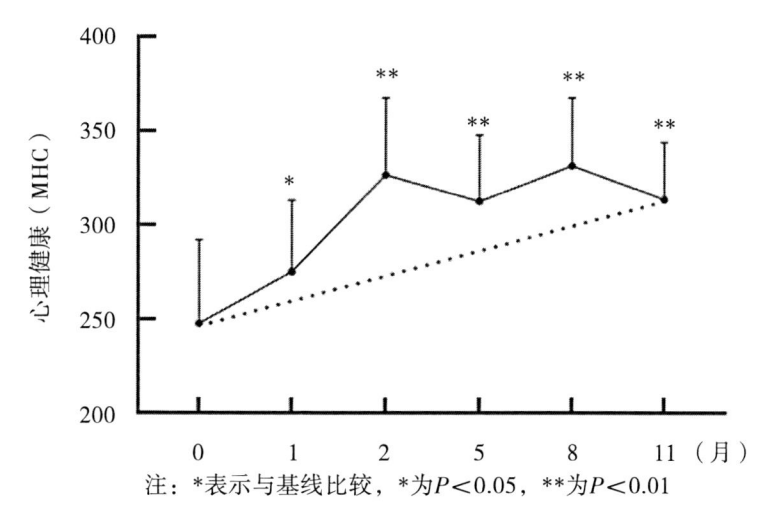

注：*表示与基线比较，*为$P<0.05$，**为$P<0.01$

图31　太极心康方案干预过程对冠心病患者MHC变化影响的折线图

在总体生活质量（Tol）方面：干预2个月比基线值提高了69.722（95%置信区间为29.239～110.205），$P<0.01$；干预5个月比基线值提高了66.722（95%置信区间为31.226～102.218），$P<0.01$；干预8个月比基线值提高了73.667（95%置信区间为19.599～127.734），$P<0.01$；干预11个月比基线值提高了88.000（95%置信区间为41.598～134.402），$P<0.01$；干预2个月比干预1个月提高了41.722（95%置信区间为10.199～73.245），$P<0.05$；干预5个月比干预1个月提高了38.722（95%置信区间为11.966～65.479），$P<0.01$；干预8个月比干预1个月提高了45.667（95%置信区间为4.087～87.246），$P<0.05$；干预11个月比干预1个月提高了60.000（95%置信区间为21.476～98.524），$P<0.01$。从图32可以看出，随着太极心康方案干预时间的增加，冠心病患者总体生活质量Tol整体呈上升趋势，且具有远期疗效。

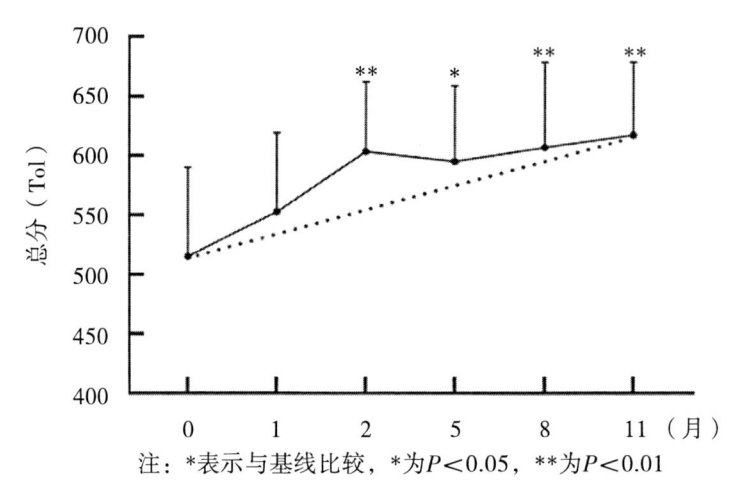

注：*表示与基线比较，*为$P<0.05$，**为$P<0.01$

图32 太极心康方案干预过程对冠心病患者Tol变化影响的折线图

（三）太极心康方案与常规运动康复方案对冠心病患者生活质量影响的组间比较结果

1. 太极心康方案与常规运动康复方案干预前后对冠心病患者生活质量影响的结果

由表15可知，干预前两组患者生活质量各维度基线水平无显著性差异，$P>0.05$；干预后两组组间比较，太极心康方案组在生活质量SF、RE两维度及总体生活质量Tol方面显著高于常规运动康复方案组，$P<0.05$，表明干预后太极心康方案改善冠心病患者的总体生活质量的效果显著好于常规运动康复方案，在提高生活质量社会功能及情感职能方面也显著好于常规运动康复方案。但常规运动康复组与干预前相比，在生活质量BP维度方面显著下降，$P<0.01$；在生活质量SF维度方面显著提高，$P<0.05$，说明常规运动康复方案在降低冠心病患者躯体疼痛感及提高社会功能方面具有一定疗效。

表15 两种干预方案干预前后对冠心病患者生活质量影响的结果（$\bar{x}\pm s$）

观测指标	时间	TCCRP组（n=18）	CECRP组（n=12）	t	P值
PF	干预前	80.40 ± 7.627	81.25 ± 10.959	−0.316	0.753
	干预后	88.89 ± 8.838**	87.92 ± 11.172	0.266	0.792
RP	干预前	66.00 ± 14.452	73.25 ± 16.956	−2.527	0.075
	干预后	88.89 ± 13.991**	76.25 ± 16.534	1.619	0.117
BP	干预前	78.32 ± 18.697	79.54 ± 15.828	−0.246	0.806
	干预后	41.33 ± 12.999**	45.33 ± 15.159**	−0.450	0.656
GH	干预前	38.40 ± 12.393	39.58 ± 16.011	0.246	0.806
	干预后	54.78 ± 16.612*	49.08 ± 16.133	0.930	0.360
VT	干预前	73.60 ± 12.460	76.67 ± 13.324	−0.833	0.409
	干预后	82.50 ± 10.037	76.25 ± 10.472	1.643	0.112
SF	干预前	31.28 ± 7.514	32.92 ± 12.830	−0.548	0.587
	干预后	70.44 ± 21.885**#	55.08 ± 26.531*	−0.185	0.045
RE	干预前	73.24 ± 13.804	74.25 ± 13.177	−0.844	0.403
	干预后	91.61 ± 8.286*#	76.42 ± 17.087	1.814	0.047
MH	干预前	69.60 ± 12.793	71.29 ± 17.028	−0.394	0.695
	干预后	76.44 ± 14.251	74.00 ± 13.376	0.471	0.641
PHC	干预前	267.52 ± 46.227	286.83 ± 46.528	−1.457	0.152
	干预后	312.22 ± 37.132*	298.58 ± 50.502	0.853	0.401
MHC	干预前	247.72 ± 44.164	260.08 ± 52.705	−0.891	0.377
	干预后	313.33 ± 30.494**	281.75 ± 53.595	1.408	0.170
Tol	干预前	515.24 ± 74.888	546.92 ± 86.010	−1.377	0.175
	干预后	616.67 ± 61.673#	570.33 ± 77.446	1.706	0.049

注：*表示干预前后比较，*为$P<0.05$，**为$P<0.01$，#表示组间比较，#为$P<0.05$。

2. 太极心康方案与常规运动康复方案干预过程对冠心病患者生活质量变化影响的结果

（1）两种干预方案对冠心病患者生活质量总体变化影响的结果

对患者基线、干预后1个月、2个月、5个月、8个月以及11个月6个时间点的生活质量进行重复测量方差分析，判断太极心康方案与常规运动康复方案两种干预方案随着干预时间的增加对患者生活质量影响的差异性。由表16可知，生活质量各维度及时间因素与不同干预因素之间无交互作用，$P>0.05$。因此要探讨两种干预方案不同干预过程对患者生活质量影响的差异，则需要进一步分析组别的主效应。结果显示，两组患者在生活质量RE维度及MHC层面的组间效应具有显著性差异，$P=0.018$，$P=0.047$。因此本研究将分别对两组患者在生活质量RE维度及MHC层面的差异性进行分析。

表16 两组冠心病患者生活质量两因素重复测量方差分析结果汇总表

维度	交互作用 df	F值	P值	组间效应 df	F值	P值
PF	5	0.620	0.607	1	0.012	0.913
RP	5	1.931	0.093	1	0.317	0.578
BP	5	0.853	0.489	1	2.336	0.138
GH	5	0.182	0.928	1	1.931	0.176
VT	5	0.548	0.665	1	2.877	0.101
SF	5	0.689	0.587	1	0.618	0.438
RE	5	0.299	0.859	1	6.259	0.018*
MH	5	0.497	0.701	1	0.107	0.746
PHC	5	0.454	0.810	1	0.006	0.937
MHC	5	1.180	0.790	1	4.300	0.047*
Tol	5	0.669	0.581	1	1.326	0.259

注：*为$P<0.05$。

（2）两种干预方案对冠心病患者RE值变化影响的结果

患者干预前、干预后1个月、2个月、5个月、8个月以及11个月6个时间点的RE值进行重复测量方差分析，判断两种干预方案随着干预时间的增加对患者RE值的影响。经Mauchly's球形假设检验，结果显示，$P=0.022<0.05$，说明不满足球形检验，检验结果采用Greenhouse-Geisser校正。

由表17、图33可知，重复测量方差分析结果显示，时间因素对RE值的影响具有显著性差异（$F=2.244$，$P=0.037$），结合RE变化折线图发现，太极心康方案组患者RE值随着干预时间的增加整体呈上升趋势，差异具有显著性（$F=2.742$，$P=0.024$），说明太极心康方案对改善冠心病患者情感职能具有远期效益。常规运动康复组患者RE值随着干预时间的增加，差异不具有显著性（$F=0.544$，$P=0.742$），说明常规运动康复方案对改善冠心病患者情感职能效果不显著。排除时间因素的作用，不同干预方案对RE值的影响存在显著性差异（$F=6.259$，$P=0.018$），结合RE变化折线图可知，太极心康方案随着干预时间的增加对改善冠心病患者情感职能的疗效显著好于常规运动康复方案。

表17　两组冠心病患者RE重复测量方差分析结果

因素	df	F值	P值
时间效应	5	2.244	0.037

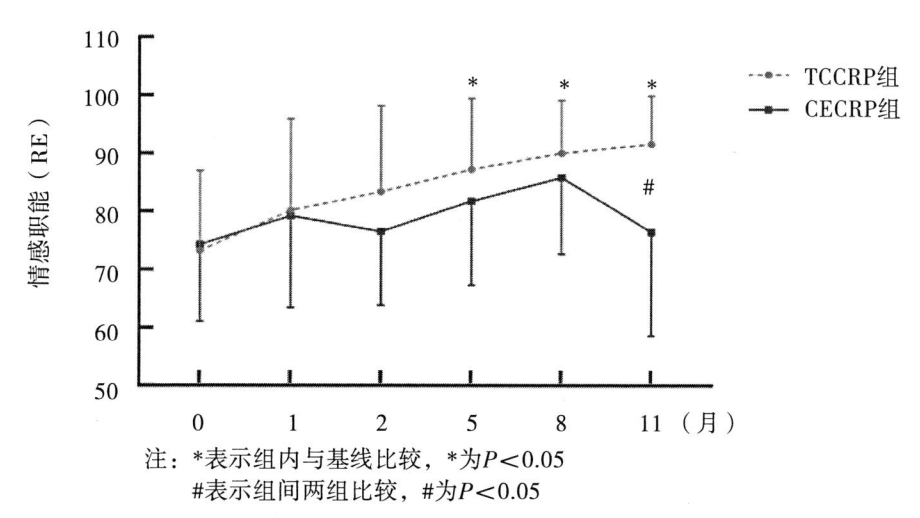

注：*表示组内与基线比较，*为$P<0.05$
　　#表示组间两组比较，#为$P<0.05$

图33　两种干预方案对冠心病患者RE变化影响的折线图

（3）两种干预方案对冠心病患者MHC值变化影响的结果

对患者干预前、干预后1个月、2个月、5个月、8个月以及11个月6个时间点的MHC值进行重复测量方差分析，判断两种干预方案随着干预时间的增加对患者MHC值影响的差异性。经Mauchly's球形假设检验，结果显示，$P=0.026<0.05$，说明不满足球形检验，检验结果采用Greenhouse-Geisser校正。

由表18、图34可知，重复测量方差分析结果显示，时间因素对MHC值的影响具有显著性差异（$F=16.050$，$P=0.000$），结合MHC变化折线图发现，太极心康方案组患者MHC值随着干预时间的增加整体呈上升趋势，差异具有显著性（$F=16.393$，$P=0.000$），说明太极心康方案对改善冠心病患者心理健康（MHC）具有远期效益。常规运动康复组患者MHC值随着干预时间的增加整体呈上升趋势，差异具有显著性（$F=4.058$，$P=0.003$），说明常规运动康复方案对改善冠心病患者心理健康（MHC）具有远期效益。但排除时间因素的作用，不同干预方案对MHC值的影响存在显著性差异（$F=4.300$，$P=0.047$），结合MHC变化折线图可知，太极心康方案随着干预时间的增加对改善冠心病患者心理健康的疗效显著好于常规运动康复方案。

表18 两组冠心病患者MHC重复测量方差分析结果

因素	df	F值	P值
时间效应	5	16.050	0.000

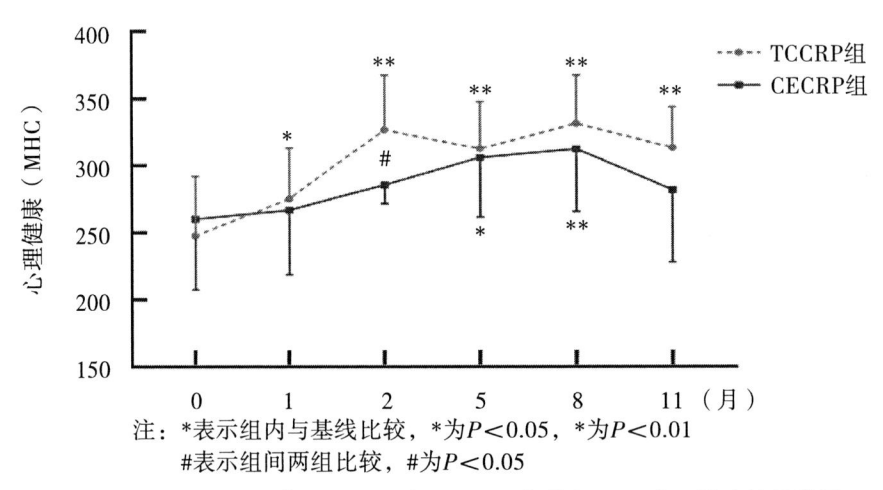

图34 两种干预方案不同干预过程对冠心病患者MHC变化影响的折线图

注：*表示组内与基线比较，*为$P<0.05$，**为$P<0.01$
#表示组间两组比较，#为$P<0.05$

三、太极心康方案对冠心病患者临床疗效的影响结果

（一）太极心康方案对冠心病患者心肺功能的影响结果

1. 太极心康方案对冠心病患者心肺功能影响的组内比较结果

由于受新冠疫情的影响，大部分患者放弃心肺运动测试，最终只有11名患者进行评估，其中太极心康方案组6名，常规运动康复组5名。而所有参与后测的患者均参加了6分钟步行实验评估，共计30人，太极心康方案组患者18人，常规运动康复组患者12人。由于患者存在身高、体重的差异，本研究选取峰值单位摄氧量（VO_2/kg peak）、无氧阈单位摄氧量（VO_2/kg AT）作为心肺运动能力的评价指标。

太极心康方案干预前后患者心肺功能指标经正态性检验后显示，均呈正态分布，$P>0.05$，故前后比较采用配对样本t检验。由表19、图35可知，太极心康方案干预后心肺功能指标6MWT显著提高52.88m，$P<0.05$；而VO_2/kg peak、VO_2/kg AT、METs、MVV干预后与干预前相比不具有显著性差异，$P>0.05$。但鉴于样本量太小，不足以得出肯定结论，望今后进一步扩大样本进行验证。

表19 太极心康方案对冠心病患者心肺功能影响的组内比较结果（$\bar{x} \pm s$）

指标	n	干预前	干预后	t	P值
VO_2/kg peak [mL/(kg·min)]	6	18.20 ± 3.72	18.05 ± 5.66	0.050	0.962
VO_2/kg AT [mL/(kg·min)]	6	14.42 ± 2.52	12.95 ± 4.16	0.669	0.533
METs peak	6	5.20 ± 1.08	5.15 ± 1.65	0.057	0.956
MVV/L/min	6	120.67 ± 14.82	128.17 ± 37.57	-0.628	0.557
6MWT/m	18	546.56 ± 66.90	599.44 ± 51.75	-4.188	0.022*

注：*为$P<0.05$。

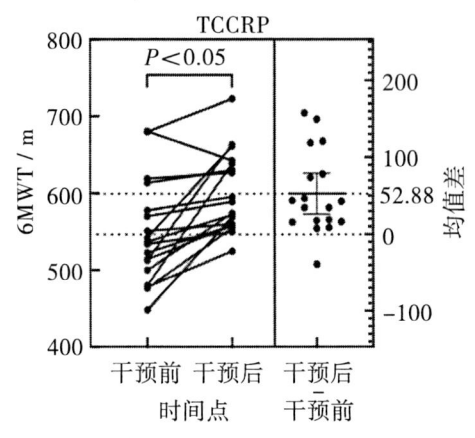

图35 太极心康方案干预前后6MWT均值差估算图

2. 太极心康方案与常规运动康复方案对冠心病患者心肺功能影响的组间比较结果

由表20、图36可知，干预前两组患者心肺功能基线水平均衡可比，且无显著性差异，$P>0.05$；干预后两组组间比较，心肺功能各指标之间不存在显著性差异，$P>0.05$。但由图36a可知，常规运动康复组干预后VO_2/kg peak显著提高2.42mL/kg/min，$P<0.05$；由图36b可知常规运动康复组干预后VO_2/kg AT显著提高3.30 mL/kg/min，$P<0.05$；由图36c可知，常规运动康复组干预后METs peak显著提高0.73，$P<0.05$；由图36d可知，常规运动康复组干预后MVV显著提高20.00 L/min，$P<0.05$；由图36e可知，常规运动康复组干预后6MWT显著提高62.95m，$P<0.01$。说明在提高冠心病患者心肺功能方面，常规运动康复方案与太极心康方案相比干预效果更明显。

表20 两种干预方案对冠心病患者心肺功能影响的组间比较结果（$\bar{x}\pm s$）

指标	时间	TCCRP组（$n=6$）	CECRP组（$n=5$）	t	P值
VO_2/kg peak	干预前	18.20 ± 3.72	21.13 ± 4.29	−1.148	0.284
[mL/(kg·min)]	干预后	18.05 ± 5.66	23.55 ± 4.68*	−1.602	0.148
VO_2/kg AT	干预前	14.42 ± 2.52	12.55 ± 3.30	1.019	0.338
[mL/(kg·min)]	干预后	12.95 ± 4.16	15.85 ± 4.36*	−1.059	0.321
METs peak	干预前	5.20 ± 1.08	6.00 ± 1.20	−1.134	0.290
	干预后	5.15 ± 1.65	6.73 ± 1.34*	−1.586	0.151

（续表）

指标	时间	TCCRP组（n=6）	CECRP组（n=5）	t	P值
MVV/	干预前	120.67 ± 14.82	112.20 ± 30.18	0.613	0.557
（L/min）	干预后	128.17 ± 37.57	132.20 ± 33.91*	−0.148	0.886
6MWT/	干预前	546.56 ± 66.90	564.83 ± 85.68	−0.582	0.565
m	干预后	599.44 ± 51.75*	627.79 ± 95.13**	−0.767	0.450

注：*表示干预前后比较，*为$P<0.05$，**为$P<0.01$。

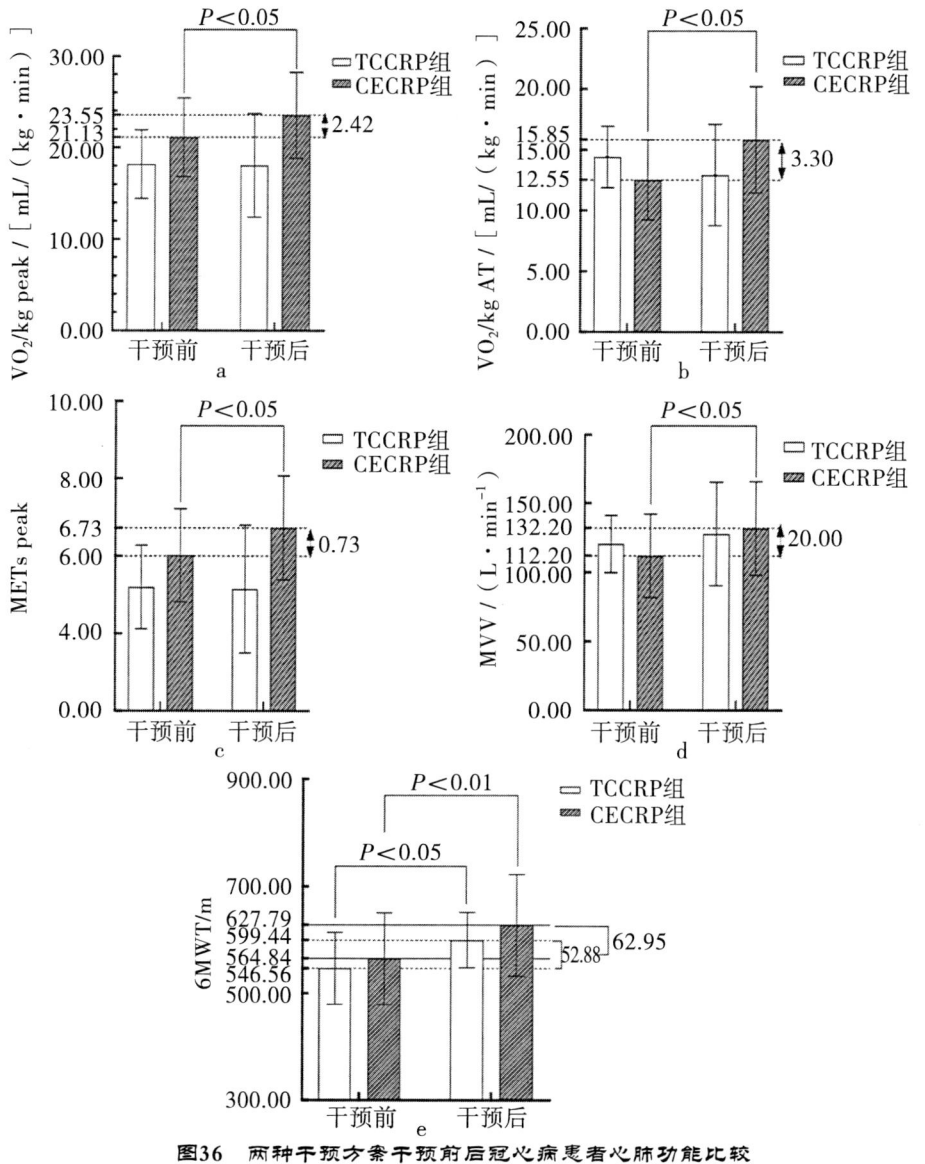

图36 两种干预方案干预前后冠心病患者心肺功能比较

（二）太极心康方案对冠心病患者超声心动图的影响结果

1. 太极心康方案对冠心病患者超声心动图影响的组内比较结果

太极心康方案干预前后超声心动图指标经正态性检验后显示，LVEDD、LVEF呈正态分布，$P>0.05$，故前后比较采用配对样本t检验；LVESD呈非正态分布，$P<0.05$，故前后比较采用Mann-Whitney秩和检验。由表21可知，太极心康方案干预后超声心动图指标LVEF虽有升高趋势但未出现显著性差异，$P>0.05$，LVEDD、LVESD干预后与干预前相比不具有显著性差异，$P>0.05$。

表21 太极心康方案对冠心病患者超声心动图影响的组内比较结果（$\bar{x}\pm s$）/（M, Q）

指标	n	干预前	干预后	t	P值
LVEDD/mm	18	48.33 ± 5.831	48.42 ± 5.292	0.930	0.365
LVESD/mm	18	31.00（27.00,34.25）	32.00（31.00,33.25）	0.885	0.389
LVEF/%	18	57.94 ± 10.513	59.56 ± 10.388	1.055	0.306

2. 太极心康方案与常规运动康复方案对冠心病患者超声心动图影响的组间比较结果

由表22、图37可知，干预前两组冠心病患者超声心动图基线水平均衡可比，无显著性差异，$P>0.05$；干预后两组LVEDD、LVESD、LVEF组间比较无显著性差异，$P>0.05$。常规运动康复组干预后与干预前相比超声心动图指标也无显著性差异，$P>0.05$。说明在改善冠心病患者心功能方面，两种干预方案效果均不显著。

表22 两种干预方案对冠心病患者超声心动图影响的组间比较结果（$\bar{x}\pm s$）/（M, Q）

指标	时间	TCCRP组（$n=18$）	CECRP组（$n=12$）	T/Z	P值
LVEDD /	干预前	48.33 ± 5.831	46.92 ± 4.738	0.700	0.489
mm	干预后	48.42 ± 5.292	46.92 ± 4.582	0.801	0.430

（续表）

指标	时间	TCCRP组（$n=18$）	CECRP组（$n=12$）	T/Z	P值
LVESD/mm	干预前	31.00（27.00,34.25）	30.50（27.25,33.50）	−0.043	0.966
	干预后	32.00（31.00,33.25）	30.00（29.00,31.00）	−1.942	0.054
LVEF/%	干预前	57.94 ± 10.513	61.75 ± 4.634	−1.351	0.189
	干预后	59.56 ± 10.388	62.92 ± 5.265	−1.646	0.111

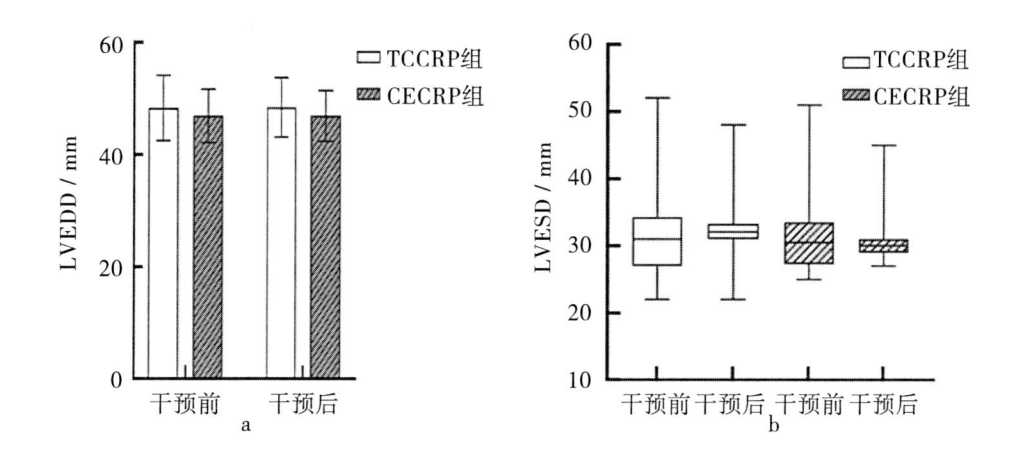

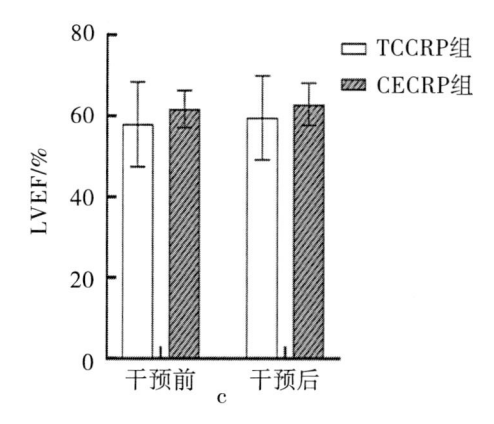

图37 两种干预方案干预前后冠心病患者超声心动图指标的比较

（三）太极心康方案对冠心病患者运动能力的影响结果

1. 太极心康方案对冠心病患者运动能力影响的组内比较结果

太极心康方案干预前后运动能力指标经正态性检验结果显示，握力、体前屈指标服从正态分布，$P>0.05$，故前后比较采用配对样本t检验，闭眼单脚站、闭目原地踏步不服从正态分布，$P<0.05$，故前后比较采用Mann-Whitney秩和检验。由表23可知，太极心康方案干预后体前屈、闭眼单脚站、闭目原地踏步呈现非常显著的差异，$P<0.01$；结合图38a可知，太极心康方案干预后体前屈显著提高4.75cm；结合图38b可知，太极心康方案干预后闭眼单脚站显著提高12.10s；结合图38c可知，太极心康方案干预后闭目原地踏步显著提高37.95s。说明太极心康方案练习有利于提高冠心病患者的运动能力，主要体现在增强柔韧性及平衡功能方面。

表23　太极心康方案对冠心病患者运动能力影响的组内比较结果（$\bar{x}\pm s$）/（M，Q）

指标	n	干预前	干预后	T/Z	P值
握力/kg	18	40.41 ± 6.53	41.88 ± 7.57	−2.653	0.117
体前屈/cm	18	1.61 ± 9.81	6.36 ± 8.26**	−3.707	0.002
闭眼单脚站 / s	18	11.20（7.68, 20.53）	23.30（12.37, 43.51）**	−3.566	0.002
闭目原地踏步 / s	18	18.52（13.37, 30.22）	56.47（38.39, 64.36）**	−4.760	0.000

注：*表示干预前后比较，**为$P<0.01$。

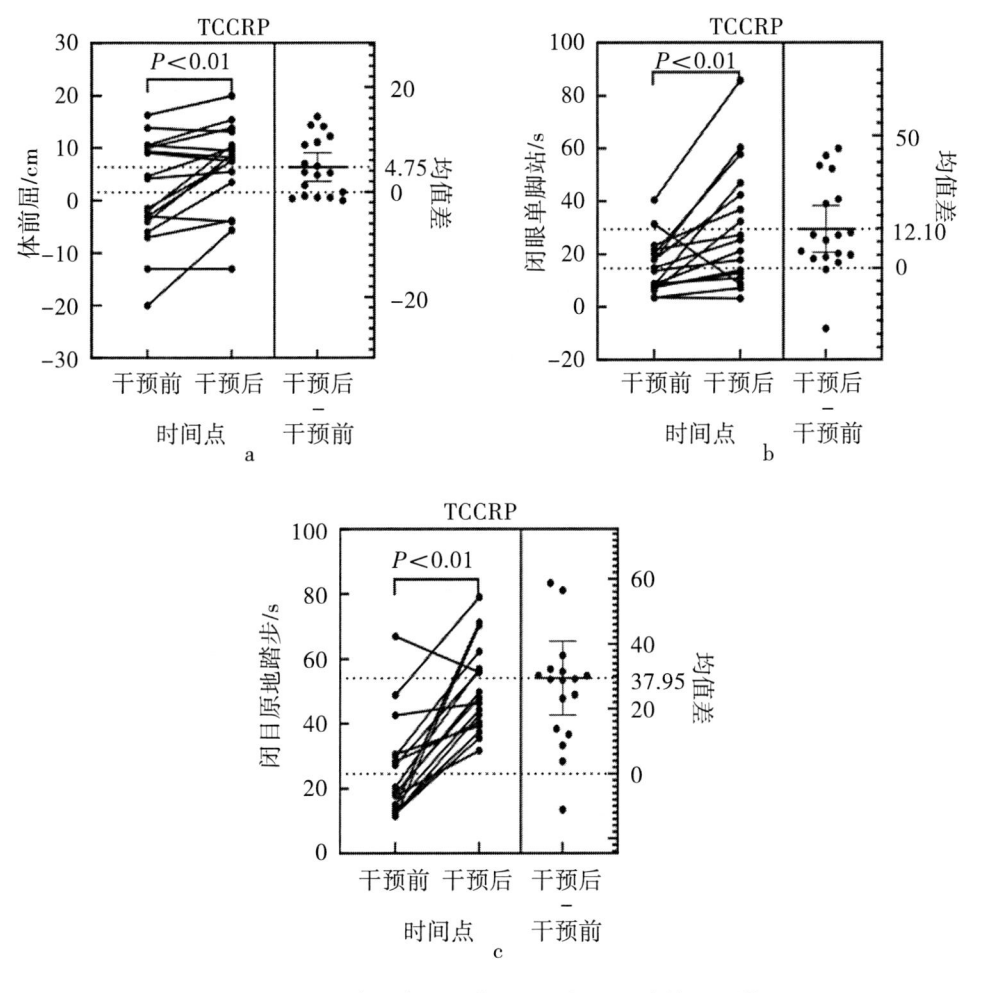

图38 太极心康方案干预前后运动能力均值差估算图

2. 太极心康方案与常规运动康复方案对冠心病患者运动能力影响的组间比较结果

由表24、图39可知，干预前两组冠心病患者运动能力基线水平均衡可比，无显著性差异，$P>0.05$；干预后两组握力、体前屈、组间比较均无显著性差异，$P>0.05$。由图39b可知，常规运动康复组干预后体前屈显著提高5.34cm，$P<0.01$。虽然两种干预方案在改善冠心病患者运动能力方面未呈现显著性差异，但通过自身干预前后综合比较发现，在改善冠心病

患者运动能力方面，太极心康方案效果优于常规运动康复方案，体现在平衡功能方面。

表24 两种干预方案对冠心病患者运动能力影响的组间比较结果（$\bar{x} \pm s$）/（M, Q）

观测指标	时间	TCCRP组（$n=18$）	CECRP组（$n=12$）	T/Z	P值
握力/kg	干预前	40.41 ± 6.53	37.98 ± 7.90	0.922	0.364
	干预后	41.88 ± 7.57	37.83 ± 7.89	1.415	0.168
体前屈/cm	干预前	1.61 ± 9.81	4.81 ± 16.30	−0.675	0.505
	干预后	6.36 ± 8.26**	10.15 ± 15.35**	−0.878	0.387
闭眼单脚站/s	干预前	11.20（7.68, 20.53）	9.15（5.59, 27.40）	−0.127	0.899
	干预后	23.30（12.37, 43.51）**	13.85（6.44, 54.09）	−0.974	0.330
闭目原地踏步/s	干预前	18.52（13.37, 30.22）	28.11（19.48, 39.77）	−1.778	0.075
	干预后	56.47（38.39, 64.36）**	47.49（28.21, 60.71）	0.611	0.632

注：*表示干预前后比较，**为$P<0.01$。

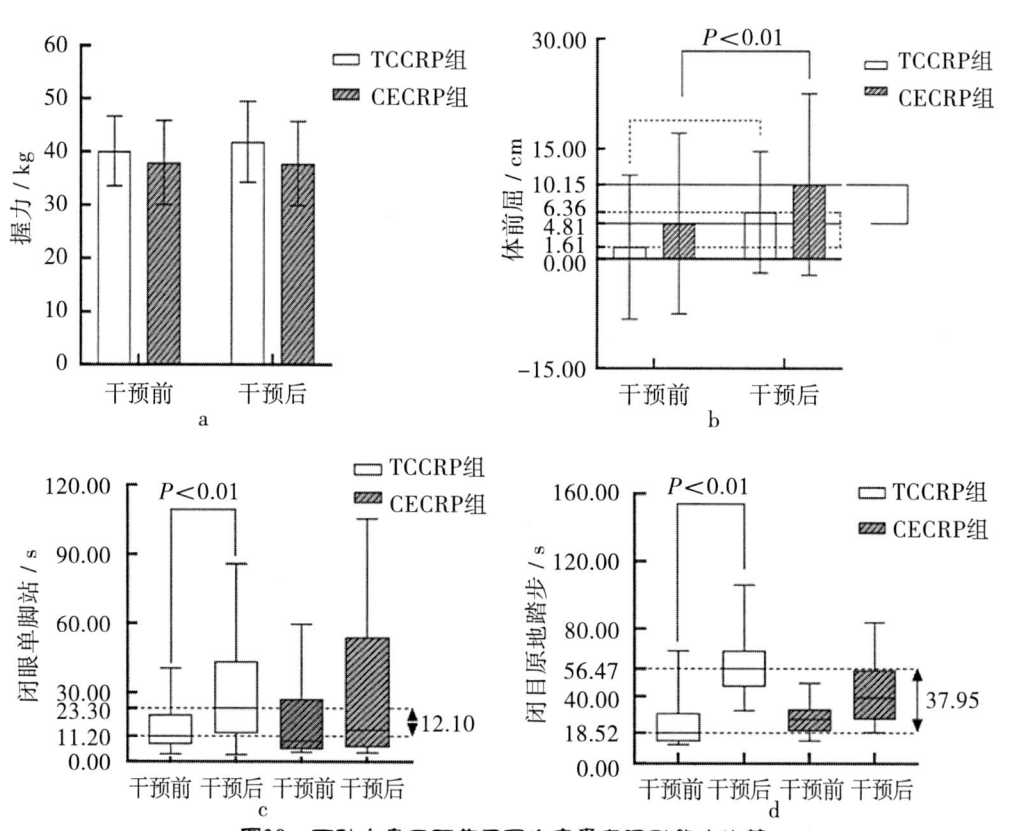

图39 两种方案干预前后冠心病患者运动能力比较

（四）太极心康方案对冠心病患者身体成分的影响结果

1. 太极心康方案对冠心病患者身体成分影响的组内比较结果

太极心康方案干预前后患者身体成分指标经正态性检验结果显示，均服从正态分布，$P>0.05$，故前后比较采用配对样本 t 检验。由表25可知，太极心康方案干预11个月后BMI、体脂百分比、内脏脂肪、基础代谢率与干预前相比无显著性差异，$P>0.05$。说明在改善冠心病患者身体成分方面，太极心康方案效果尚未显著。

表25 太极心康方案对冠心病患者身体成分影响的组内比较结果（$\bar{x}\pm s$）/（M, Q）

指标	n	干预前	干预后	T/Z	P值
BMI/（kg·m^{-2}）	18	25.68 ± 2.28	25.63 ± 1.94	0.000	1.000
体脂百分比/%	18	27.39 ± 6.85	27.62 ± 6.33	−0.462	0.650
内脏脂肪/kg	18	94.23 ± 27.44	94.97 ± 25.90	−0.368	0.717
基础代谢率/kcal	18	1545.67 ± 215.81	1542.89 ± 208.43	0.441	0.665

2. 太极心康方案与常规运动康复方案对冠心病患者身体成分影响的组间比较结果

由表26、图40可知，干预前两组冠心病患者身体成分基线水平均衡可比，无显著性差异，$P>0.05$；两组组间比较，由图40a可知，干预后常规运动康复组BMI比太极心康组显著性降低2.53 kg·m^{-2}，$P<0.05$；由图40c可知，干预后常规运动康复组内脏脂肪含量比太极心康组显著降低13.47kg，$P<0.05$。另外，组内比较常规运动康复组干预后内脏脂肪含量显著降低11.83kg，$P<0.01$。说明在改善冠心病患者身体成分方面，常规运动康复方案比太极心康方案效果显著，具体体现在降低内脏脂肪含量与身体质量指数方面。

表26 两种干预方案对冠心病患者身体成分影响的组间比较结果（$\bar{x}\pm s$）/（M, Q）

观测指标	时间	TCCRP组（n=18）	CECRP组（n=12）	t	P
BMI /	干预前	25.68 ± 2.28	24.40 ± 1.96	1.593	0.122
（kg·m^{-2}）	干预后	25.63 ± 1.94	23.10 ± 1.90#	2.204	0.036
体脂百分比 /	干预前	27.39 ± 6.85	26.89 ± 6.08	0.206	0.839
%	干预后	27.62 ± 6.33	26.33 ± 5.22	0.584	0.564
内脏脂肪 /	干预前	94.23 ± 27.44	93.33 ± 24.21	0.951	0.850
kg	干预后	94.97 ± 25.90	81.50 ± 20.35**#	1.514	0.041
基础代谢率 /	干预前	1545.67 ± 215.81	1465.50 ± 135.62	1.142	0.263
kcal	干预后	1542.89 ± 208.43	1461.17 ± 131.89	1.203	0.239

注：*表示干预前后比较，**为$P<0.01$；#表示组间比较，#为$P<0.05$。

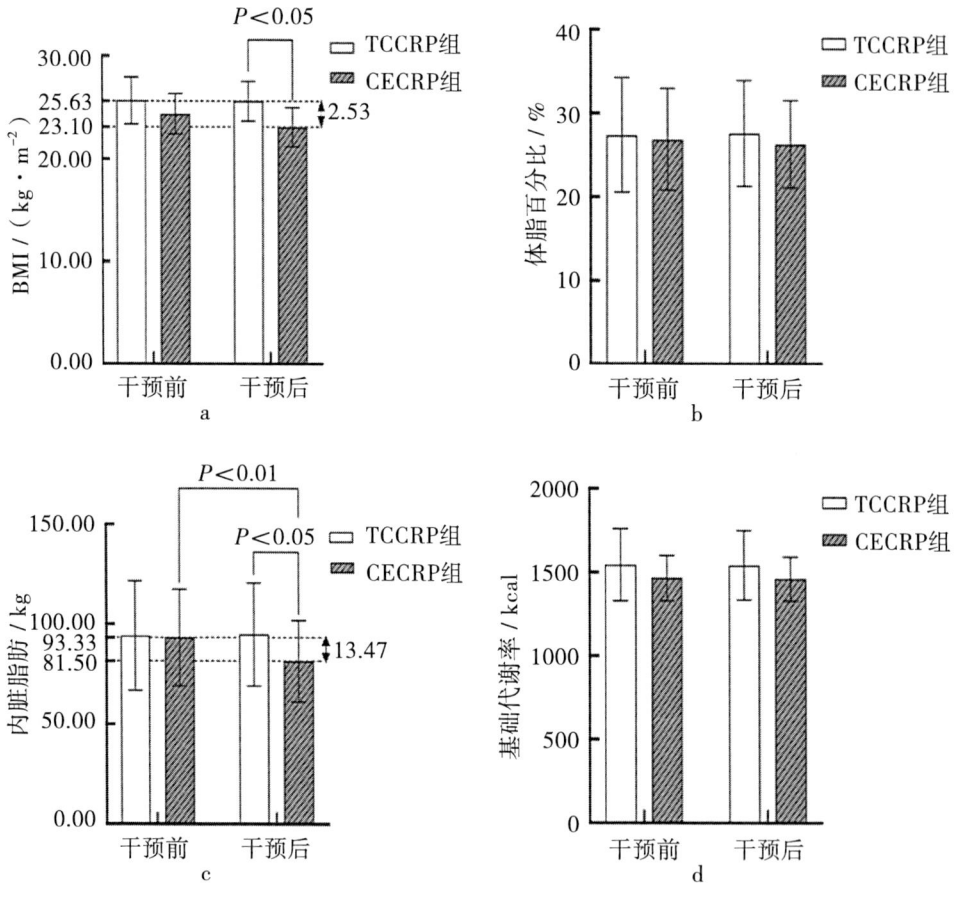

图40 两种方案干预前后冠心病患者身体成分比较

（五）太极心康方案对冠心病患者血脂代谢的影响结果

1. 太极心康方案对冠心病患者血脂代谢影响的组内比较结果

太极心康方案干预前后患者身体成分指标经正态性检验结果显示，TC、LDL-C、HDL-C服从正态分布，$P>0.05$，故前后比较采用配对样本T检验，TG不服从正态分布，$P<0.05$，故前后比较采用Mann-Whitney秩和检验。由表27可知，太极心康方案干预后血脂代谢指标与干预前相比无显著性差异，$P>0.05$。说明在改善冠心病患者血脂代谢方面，太极心康方案效果尚未显著。

表27　太极心康方案对冠心病患者血脂代谢影响的组内比较结果（$\bar{x}\pm s$）/（M，Q）

指标	n	干预前	干预后	t	P
TC /（mmol·L^{-1}）	18	3.26 ± 0.894	3.39 ± 0.557	−0.139	0.752
TG /（mmol·L^{-1}）	18	1.06（0.73，1.37）	1.24（0.87，1.68）	−1.356	0.186
LDL-C /（mmol·L^{-1}）	18	1.64 ± 0.532	1.81 ± 0.455	−0.915	0.368
HDL-C /（mmol·L^{-1}）	18	1.22 ± 0.312	1.23 ± 0.225	−0.693	0.494

2. 太极心康方案与常规运动康复方案对冠心病患者血脂代谢影响的组间比较结果

由表28、图41可知，干预前两组冠心病患者血脂代谢基线水平均衡可比，无显著性差异，$P>0.05$；干预后两组组间比较TC、TG、LDL-C、HDL-C无显著性差异，$P>0.05$。常规运动康复组干预后与干预前相比血脂代谢指标差异也无显著性差异，$P>0.05$。说明在改善冠心病患者血脂代谢方面，两种干预方案效果均不显著。

表28 两种干预方案对冠心病患者血脂代谢影响的组间比较结果（$\bar{x}\pm s$）/（M, Q）

观测指标	时间	TCCRP组（n=18）	CECRP组（n=12）	T/Z	P
TC /（mmol·L^{-1}）	干预前	3.26±0.894	3.49±0.535	-0.819	0.420
	干预后	3.39±0.557	3.41±0.676	-0.072	0.943
TG /（mmol·L^{-1}）	干预前	1.06（0.73, 1.37）	1.26±0.538	-0.699	0.491
	干预后	1.24（0.87, 1.68）	1.29±0.339	-0.042	0.983
LDL-C /（mmol·L^{-1}）	干预前	1.64±0.532	1.76±0.435	-0.674	0.506
	干预后	1.81±0.455	1.73±0.412	0.530	0.600
HDL-C /（mmol·L^{-1}）	干预前	1.22±0.312	1.29±0.342	-0.579	0.567
	干预后	1.23±0.225	1.37±0.331	-1.427	0.165

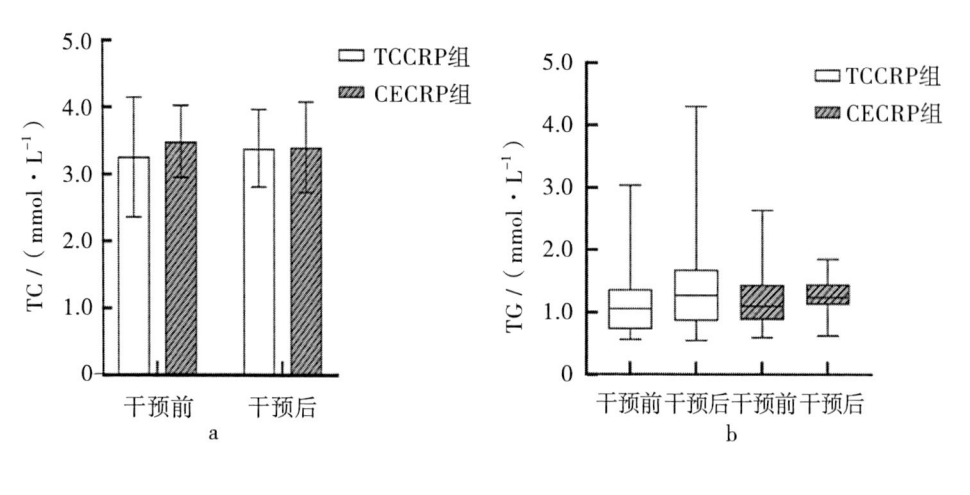

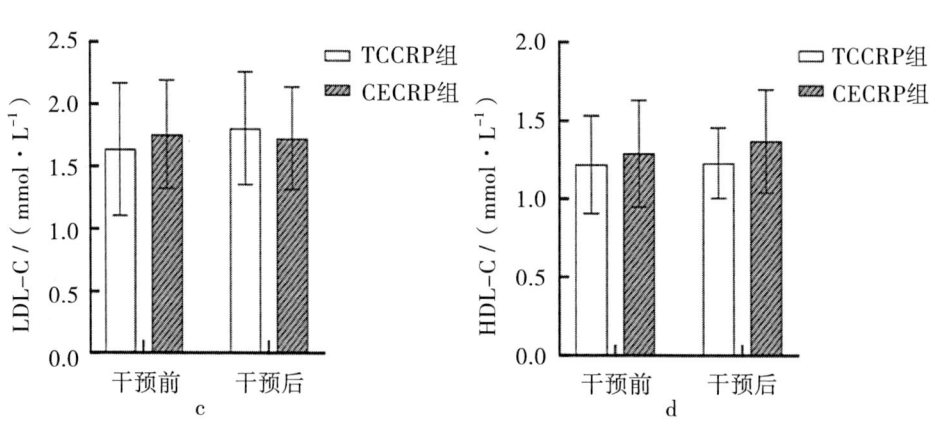

图41 两种方案干预前后冠心病患者血脂指标的比较

（六）太极心康方案对冠心病患者焦虑抑郁情绪的影响结果

1. 太极心康方案对冠心病患者焦虑抑郁影响的组内比较结果

（1）太极心康方案干预前后对冠心病患者焦虑抑郁影响的结果

干预前后冠心病患者GAD-7、PHQ-9经正态性检验结果显示，均服从正态分布，$P>0.05$，故前后比较采用配对样本T检验。由表29可知，太极心康方案干预后GAD-7、PHQ-9均具有非常显著性差异，$P<0.01$。由图42a可知，太极心康方案干预后GAD-7显著降低1.830；由图42b可知，太极心康方案干预后PHQ-9显著降低2.880。说明太极心康方案干预有利于改善冠心病患者的焦虑抑郁情绪。

表29 太极心康方案干预前后对冠心病患者焦虑抑郁影响的结果（$\bar{x}\pm s$）/（M，Q）

指标	n	干预前	干预后	t	P
GAD-7	18	3.94 ± 2.796	2.11 ± 1.811**	0.536	0.006
PHQ-9	18	5.44 ± 3.502	2.56 ± 2.202**	0.775	0.002

注：**为$P<0.01$。

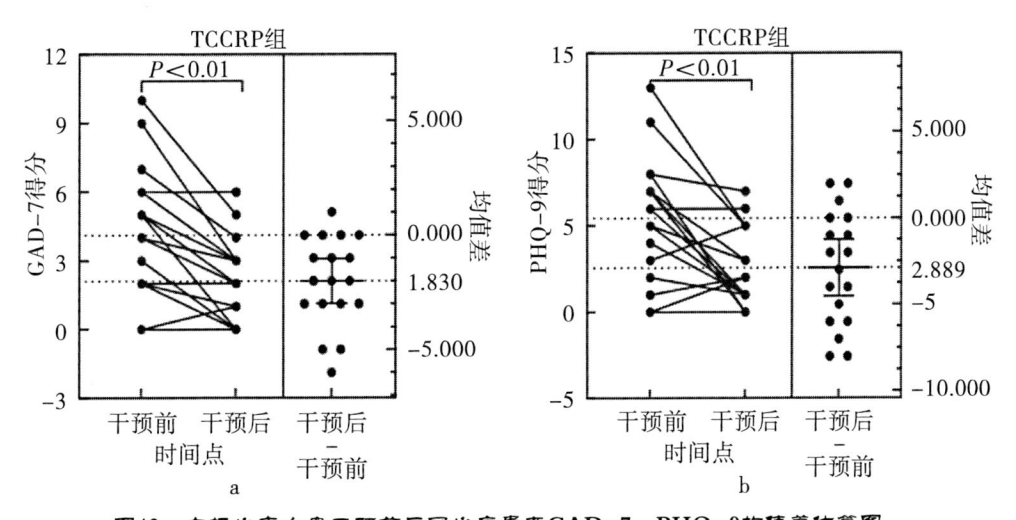

图42 太极心康方案干预前后冠心病患者GAD-7、PHQ-9均值差估算图

（2）太极心康方案干预过程对冠心病患者焦虑抑郁影响的结果

对基线、干预后1个月、2个月、11个月4个时间点的GAD-7、PHQ-9采用单因素重复测量方差分析，判断随着时间的变化太极心康方案干预过程对冠心病患者焦虑抑郁情绪影响的变化特征。首先对焦虑抑郁进行Mauchly's球形假设检验，若检验结果显示$P>0.05$，则说明符合球形检验，若检验结果显示$P<0.05$，说明不满足球形检验，检验结果则采用Greenhouse-Geisser校正，结果见表30。

表30　太极心康方案干预过程对冠心病患者焦虑抑郁影响的Mauchly's球形检验结果

指标	Mauchly's	近似卡方	df	P
GAD-7	0.339	17.008	5	0.005
PHQ-9	0.403	14.270	5	0.014

由表31可知，经单因素重复测量方差分析，随着太极心康方案干预时间的增加，冠心病患者GAD-7、PHQ-9具有显著性差异（$P=0.003$，$P=0.001$），因时间因素具有4个水平，故进一步采用Bonferroni检验进行两两比较。

表31　太极心康方案干预过程对冠心病患者焦虑抑郁变化影响的结果$(\bar{x}\pm s)/(M, Q)$

指标	基线	干预1个月	干预2个月	干预11个月	P
GAD-7	3.94±2.796	3.21±2.742	0.78±1.215**	2.11±1.811**	0.003
PHQ-9	5.44±3.502	3.11±3.142	1.67±2.000**	2.56±2.202**	0.001

注：*表示后测与基线比较，**为$P<0.01$。

在GAD-7方面：干预2个月比基线值降低了3.167（95%置信区间为0.979~5.355），$P<0.01$；干预11个月比基线值降低了1.830（95%置信区间为0.066~3.267），$P<0.01$；干预2个月比干预1个月降低了1.333（95%置信区间为0.057~2.610），$P<0.05$。在PHQ-9方面：干预2个月比基线值降低了3.778（95%置信区间为1.118~6.438），$P<0.01$；干预11个月比基线值降低了2.889（95%置信区间为0.576~5.201），$P<0.01$；干预2个月比干预1个月降低了

1.444（95%置信区间为0.140~2.749），$P<0.01$。

2. 太极心康方案与常规运动康复方案对冠心病患者焦虑抑郁影响的组间比较结果

（1）两种干预方案干预前后对冠心病患者焦虑抑郁影响的结果

由表32可知，干预前两组患者焦虑抑郁基线水平均衡可比，无显著性差异，$P>0.05$；干预后两组组间比较，太极心康方案组PHQ-9显著低于常规运动康复方案组，$P<0.05$，说明干预后太极心康方案改善冠心病患者抑郁情绪疗效显著性优于常规运动康复方案。而常规运动康复组与干预前相比，PHQ-9显著下降，$P<0.05$，说明常规运动康复方案在降低冠心病患者抑郁方面具有一定疗效，但综合比较太极心康方案改善冠心病患者的焦虑抑郁情绪效果更佳。

表32 两种干预方案干预前后对冠心病患者焦虑抑郁影响的结果（$\bar{x}\pm s$）/（M, Q）

观测指标	时间	TCCRP组（n=18）	CECRP组（n=12）	t	P
GAD-7	干预前	3.94±2.796	3.00±3.717	0.794	0.434
	干预后	2.11±1.811**	2.50±2.023	−0.287	0.776
PHQ-9	干预前	5.44±3.502	5.42±3.343	0.022	0.983
	干预后	2.56±2.202**#	3.33±1.670*	−1.038	0.038

注：*表示干预前后比较，*为$P<0.05$，**为$P<0.01$；#表示组间两组比较，#为$P<0.05$。

（2）太极心康方案与常规运动康复方案对冠心病患者焦虑抑郁变化影响的结果

1）两种干预方案对冠心病患者焦虑抑郁影响的结果

对患者基线、干预后1个月、2个月以及11个月4个时间点的焦虑抑郁进行重复测量方差分析，判断两种干预方案随着干预时间的增加对患者焦虑抑郁影响的差异性。

由表33可知，焦虑抑郁情绪时间因素与干预因素之间无交互作用，$P>0.05$，因此要探讨两种干预方案不同干预过程对患者焦虑抑郁影响的差异性，需要进一步分析组别的主效应。结果显示，两组患者PHQ-9的组间效应具有显著性差异，$P=0.043$。因此本研究将进一步分析两组患者在PHQ-9方面的差异性。

表33 两组患者焦虑抑郁两因素重复测量方差分析结果汇总表

指标	交互作用			组间效应		
	df	F	P	df	F	P
GAD-7	5	0.946	0.410	1	0.000	0.983
PHQ-9	5	0.895	0.448	1	1.126	0.043*

注：*为$P<0.05$。

2）两种干预方案对冠心病患者PHQ-9影响的结果

对患者干预前、干预后1个月、2个月以及11个月4个时间点的PHQ-9值进行重复测量方差分析，判断两种干预方案随着干预时间的增加对患者PHQ-9值的影响。经Mauchly's球形假设检验，结果显示$P=0.054>0.05$，说明符合球形检验。

由表34可知，重复测量方差分析结果显示，时间因素对PHQ-9值的影响具有显著性差异（$F=9.839$，$P=0.000$），由图43可知，太极心康方案组患者PHQ-9随着干预时间的增加整体呈下降趋势，且具有显著性差异（$F=8.841$，$P=0.001$），说明太极心康方案对改善冠心病患者抑郁情绪具有远期疗效。常规运动康复组患者PHQ-9随着干预时间的增加不具有显著性差异（$F=2.868$，$P=0.058$），说明常规运动康复方案改善冠心病患者抑郁情绪不具有远期疗效。但排除时间因素的作用，不同方案对PHQ-9的影响存在显著性差异（$F=1.126$，$P=0.043$），结合图44可知，随着干预时间的增加太极心康方案对改善冠心病患者抑郁情绪的疗效显著性好于常规运动康复方案。

表34 两组冠心病患者PHQ-9值重复测量方差分析结果

因素	df	F	P
时间效应	5	9.839	0.000

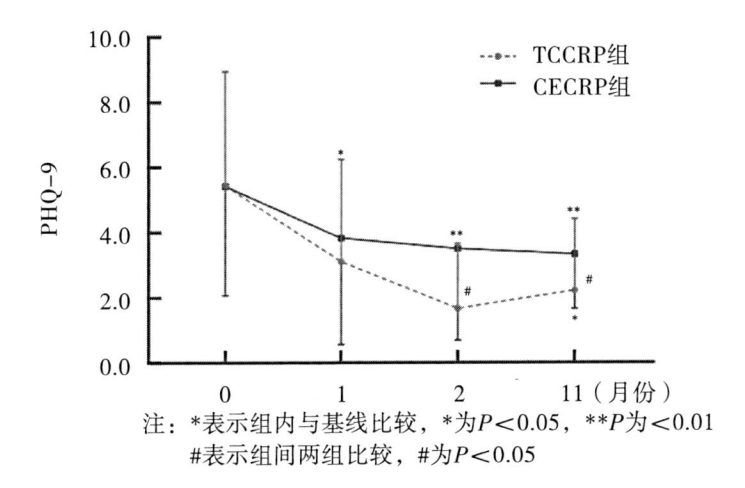

图43 两种干预方案不同干预过程对冠心病患者PHQ-9变化影响的折线图

注：*表示组内与基线比较，*为$P<0.05$，**P为<0.01
#表示组间两组比较，#为$P<0.05$

（七）太极心康方案对冠心病患者运动依从性的影响结果

本研究仅于干预结束后对患者进行运动依从性调查。运动依从性量表（CSE）经正态性检验结果显示，康复锻炼完成情况、患者对康复方案的认知、运动康复的主观能动性、家庭支持度及病友互助度5个变量均服从正态分布，$P>0.05$，故两组比较采用独立样本T检验。

由表35、图44可知，干预后组间比较，在运动康复的主观能动性方面，太极心康方案组比常规运动康复组显著高20.14，$P<0.01$；在病友互助度方面，太极心康方案组比常规运动康复组显著高12.98，$P<0.05$；在康复锻炼完成情况、患者对康复方案的认知以及家庭支持度方面，两组间无显著性差异，$P>0.05$。

表35 两种干预方案对冠心病患者运动依从性影响的组间比较结果

观测指标	TCCRP组（$n=18$）	CECRP组（$n=12$）	t	P
康复锻炼完成情况	72.17 ± 11.05	68.22 ± 10.78	0.972	0.339
对康复方案的认知	77.78 ± 16.91	77.08 ± 16.71	0.111	0.913
运动康复的主观能动性	52.89 ± 11.72	32.75 ± 10.14##	4.857	0.000
家庭支持度	59.44 ± 14.18	53.00 ± 14.99	1.192	0.243
病友互助度	63.06 ± 14.96	52.08 ± 14.46#	2.415	0.032

注：#表示组间两组比较，#为$P<0.05$，##为$P<0.01$。

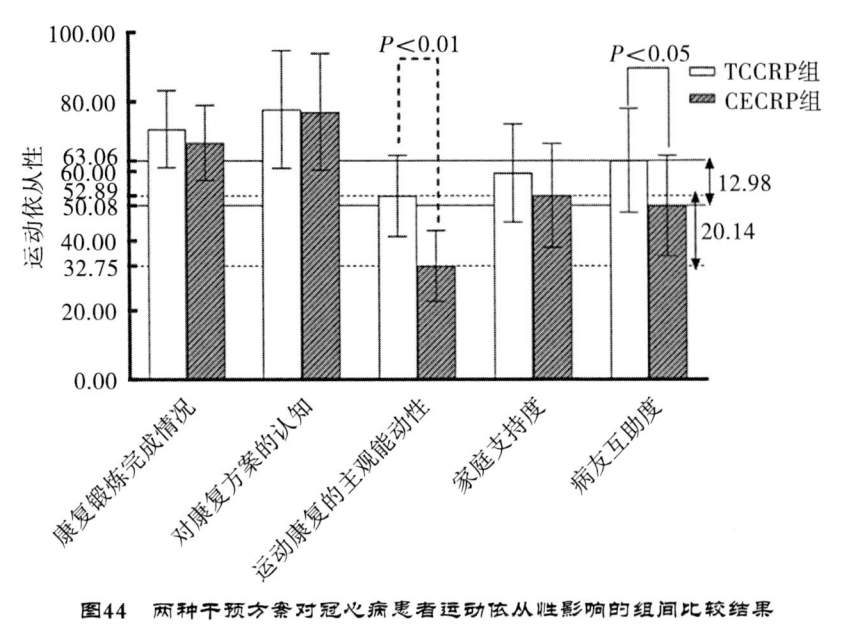

图44 两种干预方案对冠心病患者运动依从性影响的组间比较结果

（八）太极心康方案对冠心病患者运动安全性的影响结果

两组患者在运动干预期间均未出现严重不良事件，太极心康方案组只有1例患者在干预1个月时出现膝关节轻微疼痛，该患者主动退出实验研究，提示太极心康方案在干预初期患者不必刻意追求低架练习，应双膝略微自然弯曲进行高架练习，避免产生膝关节损伤。常规运动康复组无不良反应发生。在随访期内常规运动康复组仅有1例患者由于突发脑梗再次住院，但未再发心血管事件；太极心康方案组患者未出现再发心血管事件及再入院的情况。两组患者不良事件差异不具有显著性，说明两种心脏康复运动方案应用于冠心病患者具有较高的安全性。

第五节 讨论与分析

中国的心脏康复仍处于发展初期阶段，正在经历一个从不完备到逐步完备的过程，中西医结合是未来心脏康复发展的方向，打造独具本土化特色的心脏康复中国方案是未来的研究趋势。当前，基于运动的康复疗法已在国内外得到广泛实施,其中国际临床指南明确指出心脏康复的核心内容即为运动康复,并且得到了美国心脏学会、美国病理学会、欧洲病理学会的一级推荐[1]。目前绝大多数心脏康复运动内容为西方常规的有氧运动,如踏车、有氧操、快步走等,而太极拳等传统运动疗法在我国普及度较高,具有大量的练习人群。《冠心病康复与二级预防中国专家共识》中指出,太极拳等传统运动疗法对改善冠心病患者的预后具有显著疗效。综合前人研究发现,以往研究干预手段多为单一的太极拳某一个套路练习,缺乏系统性和针对性,因此本研究的创新性是研发了以太极八法五步为核心内容的太极心康方案。但目前缺少对太极心康方案带来的临床获益的科学评价。本研究旨在探讨太极心康方案对冠心病患者康复疗效的影响,其中以生活质量(SF-36)为主要结局指标,以心肺功能、超声心动图、运动能力、身体成分、血脂水平、焦虑抑郁情绪为次要结局指标,下面对其研究结果逐一进行讨论分析。

一、太极心康方案对冠心病患者生活质量影响的分析

随着现代人健康理念的转变和医疗技术的进步,人们逐渐发现,各种疾病症状的改善或寿命的延长已不再是追求疾病治疗的唯一目标。以往的冠心病治愈率、死亡率等评价指标已不能全面客观地反映冠心病患者的一般健康状况。因此,在对患者进行康复治疗时,不仅要提高患者的生理指标,更要使患者的整体生活质量得以提高。在以往的研究中,人们的关注点往往只放在患者病死率上,而忽视绝大多数疾病患者的生存质量。因此,仅用病死率这一指标并不能充分反映治疗的效果。近年来,各种药物和非药物对冠心病患者生活质量影响的临床研究,进一步说明了生活质量这一指标在临床疗效评估中的地位。虽然生活质量的评估具有一定的主观性,但其正成为重新评定或筛查最佳治疗方案的重要指标。国内一项临床研究将167例稳定期冠心病患者随机分为心脏康复训练组和常规对照组,干预12周后,发现实验组患者生活质量评分显著高于对照组,结果表明,心脏运动康复对患者生活质量的提高具有重

---

[1] Conraads VM, Pattyn N, Maeyer C, et al. Aerobic interval training and continuous training equally improve aerobic exercise capacity in patients with coronary artery disease: the SAINTEX-CAD study [J]. Int jcardiol, 2015, 179 (2): 203-210.

要意义[1]。本研究发现，太极心康方案练习有利于改善冠心病患者的整体生活质量，主要体现在生理和心理两方面。在生理健康方面，体现在提高PF、RP，同时减少BP；在心理健康方面，体现在提高SF和RE两方面。与常规运动康复方案相比，太极心康方案更有利于改善冠心病患者的总体生活质量，尤其体现在情感职能维度及心理健康层面，影响较大且持续时间相对较长。

究其原因，通过采用太极心康方案进行长期系统化的康复训练，可使患者身体活动受限程度减小，躯体疼痛感减轻，加强患者对自己身体状况的了解，提升患者的社会适应性与情感调节能力，进而促进身心健康，最终提高其生活质量。相比较常规运动康复方案，太极心康方案的优势在于以中国传统体育养生运动太极拳为核心，太极拳是一项融合了呼吸、导引、吐纳等传统运动项目，通过开合有序、进退自如的招式，结合一吐一纳的呼吸方法，疏通经络，调节气血，缓解不良情绪。从生理学、生物力学角度分析，太极拳本质上是一种符合人体运动规律和解剖结构的螺旋圆周运动。以脊柱为中心，躯干旋转腰部和脊柱，带动上肢旋转手腕和手臂至手指，下肢转动脚踝和膝盖到脚趾，使脊柱始终处于屈伸、扭动等运动状态，推测太极拳正是通过这种螺旋缠丝劲，进一步促进全身肌肉纤维处于收缩与舒张状态，进而挤压血管并不断给予血管壁刺激，减轻血管壁脂质的侵蚀，改善血管内皮功能。从心理学角度分析，冠心病属于身心疾病，受情绪、环境及行为等因素的影响。在心理健康方面，冠心病患者容易出现焦虑、抑郁、创伤后应激障碍、人格偏差等心理问题。心理障碍被认为是心血管疾病的危险因素，也是患者生活质量下降的重要原因。目前研究已经表明，冠心病患者处于精神应激状态主要与自主神经功能失调有关，使交感、副交感神经始终处于紊乱状态。刘静[2]通过对32例冠心病患者进行为期3个月的太极拳和步行运动的对比研究，发现太极拳对心率变异性的影响略好于步行，认为太极拳显著改善冠心病患者的自主神经功能。郭峰[3]通过分别采集长期和初学太极拳的老年人在安静、练习太极拳

---

[1] 蒋晓莲, 薛咏红, 汪国成, 等. 心脏康复训练对冠心病患者生活质量的影响[J]. 中国循证医学杂志, 2004 (12): 852-858.

[2] 刘静. 12周太极拳锻炼和健步走锻炼对冠心病患者自主神经调节功能影响的比较[D]. 天津: 天津体育学院, 2012.

[3] 郭峰. 长期练习太极拳对老年人自主神经系统调节功能的影响[J]. 中国应用生理学杂志, 2015, 11 (2): 158-163.

后30min、60min时间节点的数据,发现长期坚持太极拳运动,可明显改善老年人迷走神经的调节,减弱交感神经的调节。心静体松是太极拳练习的基本法则,即在太极拳练习过程中要求意识内收、精神集中、呼吸均匀,并且强调动作、呼吸、意识三者协调配合,长期练习可使交感、副交感神经处于动态平衡状态,进而改善心理情绪,提高生活质量。因此,太极心康方案不仅使患者机体功能得到提高,还能做到身心放松,调节患者的心理状态,提升生活质量。

二、太极心康方案对冠心病患者临床疗效影响的分析

(一)太极心康方案对冠心病患者心肺功能影响的分析

心肺功能是决定运动耐量的重要因素。心肺运动实验(CEPT)由于其精准、量化、客观、无创的特点,被称为是评估心血管疾病患者心肺功能的金标准[1-3]。以往研究多数根据最大心率的百分比来制定运动处方,但心率往往容易受到年龄、性别、药物等因素的影响,因此以心率变化作为制定运动处方的标准显然存在不足。摄氧量是指单位时间内机体摄取并被实际消耗或利用的氧气量,是最能客观反映患者运动耐量的主要指标。在实际操作中,由于冠心病患者多数运动耐力差,无法达到最大摄氧量水平,所以本研究选取峰值摄氧量及无氧阈时摄氧量水平作为主要观察指标。CPET可以精确测定患者的无氧阈值,应当根据测得的无氧阈时摄氧量水平制定运动处方。因此,本研究对患者采用CPET实验进行运动风险评估与制订运动康复方案。2020年中华医学会老年医学分会制定的《老年患者6分钟步行实验临床应用中国专家共识》[4]指出,在医院(尤其是基层医院)或缺乏专业设备和人员进行心肺

---

[1] Kao W, Jessup M. Exercise testing and exercise training in patients with congestive heart failure [J]. The journal of heart and lung transplantation, 1994, 13(4): 1117-1121.

[2] 崔文欣. 心肺运动试验在心血管疾病诊疗中的临床应用[J]. 中国卫生标准管理, 2015, 10(20): 80-82.

[3] 代薇, 杨祖福. 心肺运动试验与冠心病康复[J]. 中国康复理论与实践, 2010, 16(10): 947-949.

[4] 中华医学会老年医学分会. 老年患者6分钟步行试验临床应用中国专家共识[J]. 中华老年医学杂志, 2020, 39(11): 1241-1250.

检查的科室，6分钟步行实验是一种合适的评估运动耐量的替代方案，可以评估老年患者的整体活动能力和功能储备，是一项无创、安全、操作简单、能很好反映日常活动的临床实验。

以往的研究表明，有氧运动可有效提高冠心病患者的心肺功能，从而有效提高其生活质量。Trachsel LD[1]等对83名冠心病患者进行为期12周的有氧运动干预，研究发现，无论男性还是女性冠心病患者峰值摄氧量较干预前均显著性提高。程会兰[2]等研究发现，在心肺运动实验的指导下对冠心病PCI术后患者采用有氧运动干预可显著提高其运动耐力。姜红岩[3]对稳定型心绞痛患者进行3个月的太极拳联合有氧运动干预，结果发现，干预后可以显著改善冠心病患者运动耐力，可提高VO$_2$/kg peak。在本研究中，常规运动康复方案组干预后与干预前相比，VO$_2$/kg peak、VO$_2$/kg AT、METs、MVV、6MWT均显著提高，太极心康方案组干预后与干预前相比，6MWT显著提高。两组组间相比，常规运动康复方案组干预后，VO$_2$/kg peak、VO$_2$/kg AT、METs、MVV、6MWT高于太极心康方案组，但两组差异不具有显著性。因此，本研究结果与以往研究相一致，表明两种运动康复方案均有利于改善冠心病患者的心肺功能，但与太极心康方案相比，常规运动康复方案在改善冠心病患者心肺功能方面效果更明显。究其原因：一是两种运动康复方案均属于有氧运动，有氧运动可以促进身体肌肉和外周动脉的适应性变化，减轻心室重构，提高心输出量，进而改善心血管功能[4-6]；二是常规有氧运动方案在改善心肺功能方面优于太极心康

---

[1] Trachsel LD, Boidin M, Henri C, et al. Women and men with coronary heart disease respond similarly to different aerobic exercise training modalities: a pooled analysis of prospective randomized trials [J]. Applied physiology, nutrition, and metabolism, 2020, 3（53）: 227-236.

[2] 程会兰, 谢丽娜, 翁雅婧, 等. 以心肺运动试验为指导的有氧运动对冠心病患者术后的影响 [J]. 中国卫生标准管理, 2019, 10（16）: 30-32.

[3] 姜红岩. 太极拳对稳定性心绞痛患者心肺功能及生活质量的影响 [D]. 北京: 中国中医科学院, 2018.

[4] Edwards K, Jones N, Newton J, et al. The cost effectiveness of exercise-based cardiac rehabilitation: A systematic review [J]. British journal of sports medicine, 2016, 50（21）: 1351-1352.

[5] Oldridge, N. Exercise-based cardiac rehabilitation in patients with coronary heart disease: Meta-analysis outcomes revisited [J]. Future cardiology, 2012, 8（5）: 729-751.

[6] Rn AMCB, Ma RSB, Mb MIC. Preparing for change in the secondary prevention of coronary heart disease: A qualitative evaluation of cardiac rehabilitation within a region of Scotland [J]. Journal of advanced nursing, 2010, 39（6）: 589-598.

方案，推测可能是由于常规有氧运动方案核心部分为动作幅度大、节奏快的有氧操，而太极心康方案的核心为太极拳，太极拳所追求的是松静自然、刚柔相济，要求深、匀、细、长的呼吸，其运动强度小于常规有氧运动。因此，在改善冠心病患者心肺功能方面，常规运动康复方案的效果更明显。

（二）太极心康方案对冠心病患者超声心动图指标影响的分析

目前，冠状动脉造影是诊断冠心病的最精准的技术，但其缺点是有创且昂贵，而常规超声心动图无创、经济、简单，也能有效评价心脏的结构和功能，目前也作为诊断冠心病的重要临床方法，被广泛应用于临床实践中。超声心动图既能够精准地评估心脏腔室的大小、左室壁的厚度，又能够评价心脏的收缩和舒张功能，其中左心室射血分数是临床常用的评估心脏左心室收缩功能的主要指标[1,2]。杨璐等[3]对高龄冠心病PCI术后患者（年龄85.58±3.61岁）在常规药物治疗的基础上进行有氧运动干预12周，结果发现，高龄冠心病患者PCI术后进行有氧运动锻炼能够明显提高患者左心室射血分数。于美丽[4]通过对慢性心力衰竭患者进行12周的八段锦联合常规有氧运动干预，发现心功能指标虽有改善趋势，但未达到显著性差异。本研究尝试探讨两种运动康复方案对冠心病患者超声心动图指标的影响，但其结果与于美丽的研究相似，发现尽管干预后两组患者左心室射血分数均有上升趋势，但无论是组间还是组内比较均无显著性差异。究其原因，两种运动康复方案在超声心动图指标方面，干预后均无显著性差异，可能与干预周期、样本量有关，推测跟踪长周期、大样本研究可能会出现临床获益。

---

[1] 林蓓佑，巫相宏.超声心动图对冠心病的诊断价值[J].临床心血管病杂志，2015，31（4）：440-442.

[2] 宋宏宁，陈金玲，秦真英，等.超声心动图多参数联合临床诊断冠状动脉粥样硬化性心脏病[J].中国医学影像技术，2014，30（6）：863-866.

[3] 杨璐，吴威，安俊清，等.有氧运动对高龄冠心病患者经皮冠状动脉介入术术后心肺功能及生存质量的影响[J].中国老年学杂志，2020，40（5）：1010-1013.

[4] 于美丽.八段锦应用于冠心病慢性心衰患者Ⅱ期康复的随机对照研究[D].北京：北京中医药大学，2018.

（三）太极心康方案对冠心病患者运动能力影响的分析

运动能力是指人参加运动和训练所具备的能力，而体能是提高运动能力的关键因素，体能主要包括力量、柔韧、平衡、速度等素质。安全是心脏康复的首要考虑因素，冠心病患者中老年人居多，为了保证患者在运动康复中的安全，降低运动跌倒风险，在实施运动康复方案过程中，其平衡、柔韧性以及力量性训练必不可少。吴志军等[1]通过对490家三级医院2014—2017年护理资料的调查，发现住院患者跌倒18024次，其中39.65%为Ⅰ级伤害，Ⅱ级及以上伤害的比例为28.32%，跌倒造成伤害的比例逐年升高。丁雪茹等[2]研究发现，冠心病患者经皮冠状动脉介入治疗后普遍体力活动不足、运动能力下降，严重影响疾病的治疗效果和患者的生活质量。因此，加强冠心病患者的体育锻炼对提高其生活质量起到了至关重要的作用。保持良好的运动能力可以增强患者的平衡功能、力量以及柔韧性，进而有效地降低疾病的复发率，改善疾病预后。黄依杰等[3]运用Meta分析对太极拳防跌倒的实验研究进行综述，共纳入20个随机对照研究，共计3842例样本，结果表明太极拳运动可提高身体的伸展性和柔韧性，增强平衡功能。本研究结果和以往的文献结果相一致，干预后太极心康方案组患者体前屈、闭眼单脚站、闭目原地踏步能力较干预前相比显著提高，常规运动康复方案组患者干预后较干预前相比体前屈、闭目原地踏步能力显著提高，说明两种运动康复方案对改善冠心病患者运动能力的柔韧性及平衡功能具有积极作用，综合比较，太极心康方案的干预效果更明显。究其原因，首先柔韧性与关节的灵活度密切相关，其中拉伸运动是提高人体柔韧性的主要方式，无论是太极心康方案还是常规运动康复方案，在准备部分和放松部分都设置了静力性与动力性拉伸动作。例如，太极心康方案拳境导入部分做双手体

---

[1] 吴志军, 尚文涵, 简伟研, 等. 我国住院患者跌倒发生率现状分析：基于490家三级甲等医院的调查 [J]. 中国卫生质量管理, 2019, 26（3）: 14-17.

[2] 丁雪茹, 李新琳, 林梅花, 等. 步行联合关节体操提高老年冠脉支架植入患者功能性体适能 [J]. 护理学杂志, 2016, 31（19）: 84-87.

[3] 黄依杰, 金荣疆, 钟冬灵, 等. 太极拳对中老年人跌倒及平衡功能影响的Meta分析 [J]. 中国循证医学杂志, 2020, 20（3）: 281-288.

前螺旋缠绕动作，可以使肩部以及背部的肌肉充分拉伸，常规运动康复方案准备活动部分做左右弓步动作时可以使大腿股四头肌、小腿腓肠肌得到充分拉伸，提高髋、膝、踝关节的灵活度。本研究结果也进一步证实了拉伸运动是心脏康复运动方案中必不可少的一部分。

平衡能力主要包括动态平衡和静态平衡，反映人体在相对静止或运动状态下，调节和控制身体维持重心，以达到姿态稳定的能力。闭眼单脚站反映的是机体静态平衡的能力，闭目原地踏步反映的是身体动态平衡的能力，本结果显示两种运动康复方案均使患者的动态平衡功能得到显著改善，说明两种方案都能增强患者动态的身体控制能力，改善前庭功能以及本体感觉。相较于常规运动康复方案，太极心康方案也可以显著改善患者的静态平衡功能，太极心康方案要求患者虚实结合、动作缓慢、速度均匀，如在太极心康方案中进步左右掤动作，要求身体重心保持平稳，重心在单双脚不停转换，单脚支撑时间较长，长时间练习可增强下肢肌肉力量和控制力。本研究中患者运动能力握力虽较干预前有提高趋势，但未呈现显著性差异，可能与样本量小以及干预周期短有关。因此，本研究结果提示太极心康方案对改善冠心病患者身体运动能力具有积极疗效，尤其体现在改善平衡功能及柔韧性方面。

（四）太极心康方案对冠心病患者身体成分影响的分析

身体成分（简称体成分）[1]是指人体内各组成成分的含量，身体成分均衡是维持机体健康的最基本条件，也是影响身体健康的重要因素。身体成分异常会导致肥胖、糖尿病、心血管疾病等[2]。Pedersen LR等[3]对70例冠心病患者进行为期3个月的有氧运动干预（3次/周，40min/次），结果发现，冠心

---

[1] 江崇民，张一民.身体成分测量与评价的理论和方法[J].体育科研，2008，1(1)：1-8.
[2] 王茜婷，刘梅林.老年冠心病患者身体成分与阿司匹林治疗下出血的相关性研究[J].临床心血管病杂志，2021，37(1)：32-37.
[3] Pedersen LR, Olsen RH, Anholm C, et al. Effects of 1year of exercise training versus combined exercise training and weight loss on body composition, low-grade inflammation and lipids in overweight patients with coronary artery disease: A randomized trial [J]. Cardiovascular Diabetology, 2019, 18 (22): 11-27.

病患者的体重明显减轻、腰臀比明显减小。陈碧华等[1]对46例冠心病PCI术后患者进行为期12周的居家有氧运动康复，显著降低了患者BMI。本研究结果和以往文献报道相似，组内比较采取常规有氧运动康复方案干预的患者内脏脂肪含量较干预前相比显著下降；组间比较干预后常规运动康复组BMI、内脏脂肪含量显著低于太极心康方案组。但采取太极心康方案干预的患者较干预前相比，身体成分指标无显著差异。究其原因，首先，可能与运动康复方案的强度有关，常规运动康复方案动作节奏较快、幅度较大，而太极心康方案要求动作缓慢、呼吸均匀，相对强度较小，因此常规运动康复方案对降低冠心病患者的内脏脂肪含量效果更明显。其次，推测可能与招募患者本身年龄以及饮食习惯有关，因为身体成分中的脂肪含量不仅与运动有关，还会受到年龄、饮食等因素的影响。本研究所募集的受试者多数为中老年人，并且以饮食营养状况良好的男性为主，多数体形伴有腹型肥胖且体脂较高，从而造成研究结果偏倚。随着年龄增长，机体肌肉质量逐渐下降，尤其腹部皮下及内脏脂肪逐渐蓄积，临床上称为肌少症性肥胖[2]，目前已经成为冠心病的独立危险因素。因此，本研究建议在对冠心病患者进行运动干预的基础上结合合理膳食，降低体脂率，提高骨骼肌质量及肌力，改善身体成分。

（五）太极心康方案对冠心病患者血脂影响的分析

血脂代谢异常是冠心病的主要危险因素之一，如果血管冠状动脉壁脂质沉淀积累过多，可导致血管管腔狭窄，甚至完全堵塞，长期可诱发心肌缺血缺氧或坏死，最终导致心脏病[3]。以往研究证明，有氧运动可以增强脂蛋白脂肪酶的活性，加速脂质的分解、运转和排泄，进而促进体内脂质的代谢[4]。

---

[1] 陈碧华，王青青，高文娟，等. 家庭心脏康复运动在冠心病患者经皮冠状动脉介入治疗术后的疗效[J]. 临床内科杂志，2019，36（4）：235-238.

[2] Zamboni M, Mazzali G, Fantin F, et al. Sarcopenic obesity: A new category of obesity in the elderly [J]. Nutr Metab Cardiovasc Dis, 2008, 18 (5): 388-395.

[3] Oldridge, Neil. Exercise-based cardiac rehabilitation in patients with coronary heart disease: Meta-analysis outcomes revisited [J]. Future Cardiology, 2012, 8 (5): 729-751.

[4] Goran Ranković, Natasa Djindjić, Gorana Ranković-Nedin, et al. The effects of physical training on cardiovascular parameters, lipid disorders and endothelial function [J]. Vojnosanitetski Pregled. Military-medical and Pharmaceutical Review, 2012, 69 (11): 956-960.

笔者前期Meta分析研究发现，太极拳、八段锦等中医运动疗法联合常规西医药物治疗可明显降低冠心病稳定型心绞痛患者的血脂低密度脂蛋白、甘油三酯水平[1]。Rimmer等[2]报道联合中等及以上强度的有氧运动与单独常规药物治疗能够降低脑卒中患者的总胆固醇、低密度脂蛋白与甘油三酯水平。然而，本研究结果与以往研究不一致，发现虽然常规运动康复方案组血脂指标TC、LDL-C较干预前有下降趋势，但无论太极心康方案组还是常规运动康复方案组，干预后血脂指标（TC、TG、LDL-C、HDL-C）较干预前均无显著性差异。究其原因，首先，分析不一致性可能与招募的实验对象不同以及给予有氧运动训练的方案不同有关。此结果在一定程度上也进一步证明了中等强度以下的有氧运动不足以达到调节冠心病患者血脂作用的观点[3]。其次，推测可能与患者日常饮食及生活方式有关，尤其是新冠疫情期间患者长时间处于被动居家隔离状态、饮食不规律等。研究发现，血脂水平不仅受遗传、年龄、性别等因素的影响，还取决于日常饮食、生活方式等与脂质代谢相关的可控因素[4]。虽然运动处方是心脏康复五大处方核心内容，但膳食营养也是影响心血管疾病的主要环境因素之一。胡大一教授提到，"不平衡的饮食，如饱和脂肪、胆固醇、总热量摄入过多，水果蔬菜摄入不足，会提高心血管疾病的风险，营养处方作为心血管疾病的二级预防措施之一，可降低冠心病的发病率和死亡率"[5]。因此，本研究结果表明有氧运动能够调节冠心病患者的血脂水平，其效应与有氧运动的强度相关。另外，心脏康复是一个综合的康复方案，应当将运动方案与膳食方案相结合，控制冠心病危险因素，养成良好的生活习惯，逐步改善生活质量。

[1] 张建伟，吕韶钧，吴岳，等. 中医运动疗法干预冠心病稳定型心绞痛的疗效及安全性Meta分析[J]. 中国中医基础医学杂志，2020，26（7）：936-943.

[2] Rimmer JH, Rauworth AE, Wang EC, et al. A preliminary study to examine the effects of aerobic and therapeutic (nonaerobic) exercise on cardiorespiratory fitness and coronary risk reduction in stroke survivors [J]. Archives of Physical Medicine & Rehabilitation, 2009, 90 (3): 407-412.

[3] Fletcher GF, Ades PA, Kligfield P, et al. Exercise standards for testing and training: A scientific statement from the American Heart Association [J]. Circulation, 2013, 128 (8): 873-934.

[4] 寇文镕. 血脂异常的生活方式治疗[J]. 中华老年医学杂志，2006，25（6）：464-465.

[5] 胡大一，丁荣晶. 心脏康复五大处方推动社区康复发展[J]. 中华内科杂志，2014，53（9）：744-745.

（六）太极心康方案对冠心病患者焦虑、抑郁情绪影响的分析

冠心病是一种心身疾病。大量研究表明，冠心病患者常伴有焦虑、抑郁等负面情绪[1,2]。由于冠心病患者存在冠状动脉粥样硬化，可引起心肌长期缺血缺氧，导致脑供血不足，脑组织缺血缺氧，进而引起焦虑障碍[3]。唐鲜娥等[4]研究认为，冠心病PCI术后患者出现焦虑、抑郁症状的原因与白细胞介素（IL-1β）表达水平有关。过度表达的IL-1β可通过血液循环进入大脑，进而影响下丘脑-垂体-肾上腺轴、自主神经系统、脑边缘和海马内单胺类物质的代谢，最终导致抑郁情绪。盖延红等[5]对冠心病患者进行为期24周的有氧锻炼，能够明显改善患者的焦虑抑郁症状。伍永慧等[6]对伴有焦虑抑郁症状的冠心病患者进行为期12周的太极拳健康干预，能够明显改善其焦虑、抑郁情绪。本研究与以上研究结果一致，干预后发现，太极心康方案组患者无论是焦虑情绪还是抑郁情绪，较干预前相比均显著改善，而常规运动康复组患者变化不具有显著性差异。究其原因，从太极心康方案特点分析：一是太极心康方案的核心要素为"意""气""形"，在练习过程中始终强调外形、呼吸和意识三者的密切配合，力求达到"心与意合、意与气合、气与力合"，开合自如"调身"、以意导气"调息"和心静体松"调心"为太极拳练习者提供了良好的心理基础，十分有利于缓解患者的心理压力与负面情绪；二是太极心

---

[1] Christopher M, Celano, Millstein C, et al. Association between anxiety and mortality in patients with coronary artery disease: A meta-analysis [J]. American Heart Journal, 2015, 170（6）: 19-22.

[2] Dickens CM, Mcgowan L, Percival C, et al. Contribution of depression and anxiety to impaired health-related quality of life following first myocardial infarction [J]. British Journal of Psychiatry, 2006, 189（4）: 367-372.

[3] Marchesi C, Ampollini P, Paraggio C, et al. Risk factors for panic disorder in pregnancy: A cohort study [J]. Journal of Affective Disorders, 2014, 156: 134-138.

[4] 唐鲜娥，潘江其，周发伟，等. Hcy、IL-1β与冠心病患者伴发抑郁的相关性研究 [J]. 同济大学学报（医学版），2017, 38（1）: 90-93.

[5] 盖延红，栾晓东，李越凡，等. 冠心病PCI术后抑郁焦虑患者心脏康复的对比研究 [J]. 中国循证心血管医学杂志，2018, 10（10）: 1244-1246.

[6] 伍永慧，陈偶英，罗尧岳，等. 太极拳和八段锦在改善冠心病病人焦虑、抑郁情绪中的应用 [J]. 护理研究，2016, 30（32）: 4050-4052.

康方案强调腹式呼吸，练习时讲究一吸一呼必须与动作一开一合、一起一落相配合，通过深、匀、细、长的呼吸方法可改善呼吸功能，同时缓解焦虑紧张感；三是要求患者练习时播放太极拳背景音乐，研究表明，舒缓的浅音乐可刺激练习者的听觉神经系统，使紧绷的神经变得松弛，从而改善患者的焦虑、抑郁情绪[1]。从生理学角度分析：Walther A等[2]研究发现，太极拳改善抑郁症状的机制主要是通过调节下丘脑-垂体-肾上腺素轴的功能，特别是降低促肾上腺皮质激素、脱氢表雄酮和皮质醇等相关激素的水平达到改善抑郁的目的。相关研究表明[3,4]，长期坚持规律的太极拳练习的患者脑电波α波具有明显的优势主导地位，主峰突出，α波频率有序同步，可使机体产生一种愉悦的儿茶酚胺和内啡肽物质。这两种物质可使人心身放松、情绪稳定，不易受到应激、外界环境等因素的影响。因此，本研究结果显示，太极心康方案对改善冠心病患者焦虑、抑郁情绪具有积极作用。

（七）太极心康方案对冠心病患者运动依从性影响的分析

尽管心脏康复对改善冠心病患者预后方面具有积极作用，但目前依从性差、参与率低、流失率高仍是国内外心脏康复所共同面临的重要难题[5]。Suaya等[6]通过调查研究发现，美国601099例冠心病患者中，只有12.2%参与

---

[1] 王新，田玲. 浅谈音乐在太极健身中的作用[J]. 新疆师范大学学报（自然科学版），2006，25（3）：299-301.

[2] Walther A, Lacker TJ, Ehlert U. Everybody was Kung-Fu fighting-The beneficial effects of Tai Chi Qigong and self-defense Kung-Fu training on psychological and endocrine health in middle aged and older men [J]. Complement Ther Med, 2018, 36（11）：76-77.

[3] 陈庆合，李曙刚，郑永成，等. 太极拳改善训练者心理健康状态的作用[J]. 中国临床康复，2006，10（43）：40-42.

[4] 王国谱，王文超，佐久间春夫，等. 不同状态性焦虑者参加太极拳运动前后脑波特征及状态性焦虑的变化[J]. 体育学刊，2006，13（6）：43-47.

[5] Ruano-Ravina A, Pena-Gil C, Abu-Assi E, et al. Participation and adherence to cardiac rehabilitation programs: A systematic review [J]. International Journal of Cardiology, 2016, 223: 436-443.

[6] Jose A, Suaya WBS, Philip A, et al. Cardiac rehabilitation and survival in older coronary patients [J]. J Am Coll Cardiol, 2009, 54（1）：25-33.

了心脏康复治疗。Beswick等[1]研究也显示在患者参与心脏康复治疗中,流失率竟高达40%~50%。本研究结果显示,太极心康方案组依从性64.28%,常规运动康复方案组依从性42.86%,太极心康方案组患者运动依从性显著高于常规运动康复方案组。通过运动依从性自评量表(CSE)发现,太极心康方案组运动依从性显著高于常规运动康复方案组,具体体现在运动康复的主观能动性和病友互助两个方面。究其原因,首先,太极心康方案是根植于中华优秀传统文化太极拳,在国内具有广泛的群众基础,冠心病患者对其主观认知度较高。本研究结果也从侧面说明了太极心康方案由于其独特的文化性也进一步提高了患者的依从性。其次,病友之间的互助也充分说明了通过习练太极心康方案增加了病友之间的情感,得到了彼此的支持,增强了患者战胜疾病的信念。此外,本研究发现,依从性不好的患者,大多数缺乏对疾病诊疗知识的认知,所以在实施心脏康复运动处方的同时,还要加强疾病相关知识健康教育工作,提高患者对运动处方的认知。因此,本研究结果显示太极心康方案组的冠心病患者依从性较高,在实施运动方案的同时应加强对患者的健康教育。

第六节 小结

①在主要结局指标生活质量方面:太极心康方案有利于提高冠心病患者的总体生活质量水平,体现在改善生理健康和心理健康两个方面。在生理健康方面具体体现在改善患者生理功能、生理职能以及一般健康状况,同时降低患者躯体疼痛感;在心理健康方面具体体现在改善患者社会功能及情感职能。与常规运动康复方案相比,太极心康方案更有利于改善冠心病患者的总体生活质量,具体体现在情感职能维度及心理健康层面,影响较大且持续时间相对较长。

②在次要结局指标临床疗效方面:太极心康方案的优势具体体现在改善冠心病患者焦虑、抑郁情绪,提高患者运动能力以及运动依从性方面;而常规运动康复方案的优势具体体现在改善冠心病患者心肺功能、身体成分两方面。两种运动康复方案应用于冠心病患者均具有较高的安全性。

---

[1] Beswick AD, Rees K, West RR, et al. Improving uptake and adherence in cardiac rehabilitation: Literature review [J]. Journal of Advanced Nursing, 2010, 49 (5): 538-555.

第五章 全文总结

第一节 研究结论

本研究以"体医融合"为视角,根据现代康复医学运动处方模式和基本要求,发挥太极拳等中国传统体育养生功法的优势,按照寻求循证医学证据、研发干预方案以及临床科学实证的研究路径展开研究。现得出以下结论:

①针对冠心病患者构建了由拳境导入、太极八法五步、太极运劲功及太极松静功四部分构成的系统化的太极心康方案,并针对该方案的科学性、合理性及安全性进行了论证,形成了与常规运动康复方案互补的"中国方案"。

②临床实验研究发现,太极心康方案在提高冠心病患者生活质量,增强运动能力,改善焦虑、抑郁情绪等方面取得了显著疗效,而常规运动康复方案在改善冠心病患者心肺功能、身体成分两方面具有显著疗效。两种运动康复方案均具有较高的安全性,但太极心康方案的运动依从性相对较高。

第二节 研究的创新性

①本研究以为现代心脏康复运动处方贡献"中国智慧"为出发点,以"运动是良医,运动促进健康"为理念,通过前期文献整理、Meta分析以及实验研究等方法,创新性地构建了以太极八法五步为核心内容,且独具中国特色的太极心康方案。该方案已经在国际临床试验注册中心注册(NCT03936504),在英国医学杂志"BMJ Open"公开发表。太极心康方案的研发进一步完善了心脏康复运动处方体系,为现代医学心脏康复的发展提供了新思路与新方案。

②本研究首次运用MateMax 3B便携式心肺功能测试仪、CPET实验以及超

声心动图等现代科学技术手段，客观、量化评价太极心康方案在冠心病人群中应用的安全性及有效性。太极心康方案作为一种非药物性治疗方法，发挥了太极拳对心脏、心理的"双心护理"作用，具有文化性、经济性、可操作性以及高依从性等特点，具有较好的临床应用前景。

第三节　研究的局限性

①在太极心康方案的研发方面，本课题前期只是对太极心康方案的核心内容太极八法五步进行了能量消耗的测评，而未能对其余三部分一一进行强度评估，缺少对整套方案强度的把握，这也是本研究下一步继续完善与优化的地方。

②在实证研究方面，本研究以量表为主要结局指标，具有一定的局限性；另外，虽然干预周期较长，但样本量相对较少，今后拟进一步扩大样本量，选择更加客观的指标体系进行实证研究。

第四节　研究展望与建议

太极心康方案独具中国特色，它不受时间和地点的限制，非常适合冠心病患者进行习练，尤其适合居家锻炼。本研究结果表明，太极心康方案应用于冠心病人群具有较好的安全性和有效性，但本文尚未就太极心康方案对冠心病患者健康促进的机理机制进行深入研究，这正是本课题未来的研究计划与方向。相较于常规运动康复方案，太极心康方案更具有文化性、经济性、可操作性以及高依从性的特点。因此，建议今后将太极心康方案更多地应用于临床实践中，以弥补常规运动康复方案的不足，完善心脏康复运动处方体系，为国际心脏康复发展贡献中国智慧。

附录

附录1 伦理注册（Clinical Trials.gov PRS）

ClinicalTrials.gov PRS
Protocol Registration and Results System

ClinicalTrials.gov PRS DRAFT Receipt (Working Version)
Last Update: 12/07/2020 20:39

ClinicalTrials.gov ID: NCT03936504

Study Identification

Unique Protocol ID: S2019-060-03
Brief Title: Efficacy and Mechanism of TCCRP in Patients With Chronic Coronary Syndrome Under Fusion Cardiac Rehabilitation Model
Official Title: Clinical Efficacy and Mechanism of Tai Chi Cardiac Rehabilitation Program#TCCRP# in Patients With Chronic Coronary Syndrome Under Fusion Cardiac Rehabilitation Model: a Randomized Controlled Trial
Secondary IDs:

Study Status

Record Verification: December 2020
Overall Status: Recruiting
Study Start: October 17, 2019 [Actual]
Primary Completion: July 30, 2021 [Anticipated]
Study Completion: October 30, 2021 [Anticipated]

Sponsor/Collaborators

Sponsor: Chinese PLA General Hospital
Responsible Party: Principal Investigator
 Investigator: Jing Ma [jma]
  Official Title: Clincial professor
  Affiliation: Chinese PLA General Hospital
Collaborators: Beijing Normal University

Oversight

U.S. FDA-regulated Drug: No
U.S. FDA-regulated Device: No
U.S. FDA IND/IDE: No
Human Subjects Review: Board Status: Approved
 Approval Number: S2019-060-03
 Board Name: Ethics Committee of Chinese PLA General Hospital
 Board Affiliation: Chinese PLA General Hospital
 Phone: 86
 Email: 301irb@sina.com
 Address:

附录2　知情同意书

知情同意书

尊敬的患者：

您好！我们邀请您参加"基于太极心康方案在冠心病人群中的安全性及有效性研究"。本研究隶属国家科技部重点研发计划"主动健康和老龄化科技应对"重点专项项目之一（2018YFC2000600）。本研究将在中国人民解放军总医院、北京水利医院、北京市朝阳区安贞社区卫生服务中心、北京师范大学等共同开展。本研究已经得到中国人民解放军总医院医学伦理委员会的审查和批准。

研究目的

本研究为前瞻性、多中心、随机对照临床研究，探讨基于太极心康方案在冠心病人群中的安全性及有效性研究。

研究对象

纳入标准：

①年龄30~80岁的男性或非妊娠期女性。

②符合慢性冠状动脉综合征诊断标准，参照2019年欧洲心脏病学会（ESC）发布的《2019年ESC慢性冠状动脉（冠脉）综合征（CCS）的诊断和管理指南》。

③心功能NYHA分级为Ⅰ、Ⅱ级。

④被试自愿参加并签署知情同意书。

排除标准：

①2周之内患急性心肌梗死。

②主动脉严重狭窄。

③肥厚性心肌病。

④严重性瓣膜病。

⑤恶性心律失常。

⑥运动障碍者。

⑦依从性差，不配合实验者。

⑧3个月内规律性练习太极拳等传统体育养生功法者。

研究概况

采用多中心、随机对照临床研究，针对冠心病患者进行不同干预方案的治疗效果和安全性比较研究。整个研究过程包括随机分组、治疗及随访期。治疗期内，实验组严格执行太极心康方案，对照组执行常规运动方案。

随机方法

被试经研究人员判断符合纳入和排除标准后，被随机分配。随机分组序列利用SAS软件由计算机产生随机数字。为了实现随机隐藏，随机化由第三方的专门负责人保管，随机隐藏使用密封不透明的信封。受试者打开信封，获得相应的治疗分配方案。

该研究可能会带来的影响

研究期间，您不允许使用其他的中等强度及以上的锻炼方式。您的研究医生会告知您在研究期间具体的运动康复方案。在整个研究期间您不能再参加其他任何有关药物或者医疗器械的临床研究。

参与本研究的益处

①免费由国家运动处方师亲身指导康复。
②享受指定专家门诊优先加号等权益。
③免费获得专家面对面的健康教育讲座3次、每周1次的健康宣教视频或文章推送。
④完成整个课题实验后，赠送中国武术特供服装等奖励。

根据您的入组情况，系统自动收集信息调整运动处方，我们的医护人员将会全程对您实施不同的监测手段，并且给予您可耐受范围内不同程度的运动康复锻炼。

自愿参加

参加本研究是完全自愿的，您可以拒绝参加研究，也可以选择在研究期间的任何时间无任何理由退出研究。

本研究知情同意书，一式两份，请您保存这份知情同意书。

受试者同意声明：
我同意☐　不同意☐

受试者签名：_____　　　　　　　　日期：_____

姓名正楷：_____

受试者联系电话：_____

法定代理人签名（若适用）：_____　　日期：_____

法定代理人姓名正楷：_____

研究者签名：_____　　　　　　　　日期：_____

研究者姓名正楷：_____

研究者联系电话：_____

附录3 SF-36生活质量量表

以下问题询问您关于自己的健康状况，请选择每个问题的最佳答案，并在答案后的"○"中打"√"。

1. 总体来讲，您的健康状况是：
   非常好○ 很好○ 好○ 一般○ 差○

2. 跟一年前相比，您觉得您现在的健康状况是：
   比一年前好多了○ 比一年前好一些○ 和一年前差不多○
   比一年前差一些○ 比一年前差多了○

健康和日常活动

3. 以下这些问题都与日常活动有关。

	有很多限制	有一点限制	根本没限制
（1）重体力活动	○	○	○
（2）适度活动	○	○	○
（3）手提或搬运日常用品	○	○	○
（4）上几层楼梯	○	○	○
（5）上一层楼梯	○	○	○
（6）弯腰、屈膝、下蹲	○	○	○
（7）步行1500米左右的路程	○	○	○
（8）步行800米左右的路程	○	○	○
（9）步行约100米的路程	○	○	○
（10）自己洗澡、穿衣	○	○	○

4. 在过去四个星期里，您的日常活动有没有因为身体状况的原因而出现以下问题？每个问题都回答有或没有。

	有	没有
（1）减少了工作或其他活动的时间	○	○
（2）本来想要做的事情只能完成一部分	○	○
（3）想要做的工作或活动的种类受到限制	○	○
（4）完成工作或其他活动有困难（比如，需要额外的努力）	○	○

5. 在过去四个星期里，您的日常活动有没有因为情绪原因而出现以下问题？每个问题都回答有或没有。

	有	没有
（1）减少了工作或其他活动的时间	○	○
（2）本来想要做的事情只能完成一部分	○	○
（3）做工作或其他活动不如平时仔细	○	○

6. 在过去四个星期里，您的身体健康或情绪不好在多大程度上影响了您的家人、朋友、邻居或正常社交活动？

根本没有影响 ○　很少有影响 ○　有中度影响 ○

有较大影响 ○　有极大影响 ○

7. 在过去四个星期里，您有身体上的疼痛吗？

根本没有疼痛 ○　有很轻微疼痛 ○　有轻微疼痛 ○

有中度疼痛 ○　有严重疼痛 ○　有很严重疼痛 ○

8. 在过去四个星期里，身体上的疼痛影响了您的正常工作吗？

根本没有影响 ○　有一点影响 ○　有中度影响 ○

有较大影响 ○　有极大影响 ○

您的感觉

9. 以下这些问题有关过去一个月里您的感觉如何以及您的情况如何。

在过去一个月里持续的时间	所有的时间	大部分时间	比较多时间	一部分时间	没有此感觉
（1）您觉得生活充实吗？	○	○	○	○	○
（2）您是一个精神紧张的人吗？	○	○	○	○	○
（3）您感到垂头丧气，什么事都不能使你振作起来吗？	○	○	○	○	○
（4）您觉得心情平静吗？	○	○	○	○	○
（5）您精力充沛吗？	○	○	○	○	○
（6）您的情绪低落吗？	○	○	○	○	○
（7）您觉得精疲力尽吗？	○	○	○	○	○
（8）您是个快乐的人吗？	○	○	○	○	○
（9）您感觉疲劳吗？	○	○	○	○	○

10. 过去的四周内，您的健康或情绪问题是否影响了您的社交活动？

所有的时间 ○ 大部分时间 ○ 比较多时间 ○

一部分时间 ○ 根本没有 ○

总的健康情况

11. 请对下面的每一句话，选出最符合您情况的答案。

	绝对正确	大部分正确	不能肯定	一部分错误	绝对错误
（1）我好像比别人容易生病	○	○	○	○	○
（2）我跟我认识的人一样健康	○	○	○	○	○
（3）我认为我的健康状况在变坏	○	○	○	○	○
（4）我的健康状况非常好	○	○	○	○	○

观察医师签名：_____

日期：_____年___月___日

附录4 广泛性焦虑量表(GAD-7)、抑郁自评量表(PHQ-9)

表1 广泛性焦虑量表(GAD-7)

题项	完全不会	几天	一半以上的天数	几乎每天
1. 感觉紧张,焦虑或急切	0	1	2	3
2. 不能够停止或控制担忧	0	1	2	3
3. 对各种各样的事情担忧过多	0	1	2	3
4. 很难放松下来	0	1	2	3
5. 由于不安而无法静坐	0	1	2	3
6. 变得容易烦恼或急躁	0	1	2	3
7. 感到害怕,似乎将有可怕的事情发生	0	1	2	3

表2 抑郁自评量表(PHQ-9)

题项	完全不会	几天	一半以上的天数	几乎每天
1. 做事时提不起劲儿或没有兴趣	0	1	2	3
2. 感到心情低落、沮丧或绝望	0	1	2	3
3. 入睡困难、睡不安或睡眠过多	0	1	2	3
4. 感觉疲倦或没有活力	0	1	2	3
5. 食欲不振或吃太多	0	1	2	3
6. 觉得自己很糟或觉得自己很失败	0	1	2	3
7. 对事物专注有困难	0	1	2	3
8. 别人已经觉察到自己动作或说话速度缓慢	0	1	2	3
9. 有不如死掉或用某种方式伤害自己的想法	0	1	2	3

观察医师签名:_____

日期:_____年___月___日

附录5　运动依从性量表

1. 您是否清楚医生为您制订的心脏康复运动锻炼方案?
   A. 非常清楚　　B. 大概清楚　　C. 不清楚
2. 您是否能坚持按照方案进行锻炼?
   A. 能严格执行　　B. 能基本坚持　　C. 有时锻炼
   D. 偶尔锻炼　　E. 从不锻炼
3. 您每天锻炼多长时间?
   A. 1小时以上　　B. 30分钟~1小时　　C. 10~30分钟
   D. 少于10分钟　　E. 不规律
4. 您每周锻炼多少天?
   A. 7天　　B. 5~6天　　C. 3~4天　　D. 1~2天　　E. 从不锻炼
5. 您每次锻炼前做准备活动吗?
   A. 每次都做　　B. 多数时候做　　C. 有时做　　D. 偶尔做　　E. 从不做
6. 您每次锻炼结束后做放松运动吗?
   A. 每次都做　　B. 多数时候做　　C. 有时做　　D. 偶尔做　　E. 从不做
7. 您运动过程中会监测脉搏吗?
   A. 每次运动都会　　B. 一般都会　　C. 有时会　　D. 偶尔会　　E. 从不会
8. 您是否坚持记康复运动锻炼日记?
   A. 每次运动都记　　B. 一般都记　　C. 有时记　　D. 偶尔记　　E. 从不记
9. 您是否需要医护人员督促进行康复运动锻炼?
   A. 需要　　B. 不需要
10. 您是否需要家人或朋友督促进行康复运动锻炼?
    A. 需要　　B. 不需要
11. 在运动锻炼过程中如遇疑问,您会和医护人员沟通寻求帮助吗?
    A. 会　　B. 一般会的　　C. 不会
12. 在运动锻炼过程中如自觉效果不佳,您会:
    A. 和医护人员沟通　　B. 和家人朋友沟通
    C. 和同样需要进行心脏康复运动锻炼的朋友沟通
    D. 自行增加运动量　　E. 自行减少运动量　　F. 停止运动锻炼

13. 您的家人或朋友了解您的心脏康复运动锻炼方案吗？
    A. 熟知　　B. 基本了解　　C. 略有了解　　D. 完全不了解
14. 您的家人或朋友关注您的锻炼进程和效果吗？
    A. 非常关心　　B. 一般了解　　C. 偶尔关心　　D. 从不关心
15. 您的家人或朋友会督促您坚持完成康复锻炼吗？
    A. 每天督促　　B. 有时督促　　C. 偶尔督促　　D. 从不督促
16. 您的家人或朋友支持您进行康复锻炼吗？
    A. 全力支持　　B. 支持　　C. 不关心　　D. 反对
17. 您的家人或朋友会陪您一起锻炼吗？
    A. 经常　　B. 有时　　C. 偶尔　　D. 从不
18. 您会和同样需要进行心脏康复运动锻炼的朋友沟通吗？
    A. 经常　　B. 有时　　C. 偶尔　　D. 从不
19. 您会和同样需要进行心脏康复运动锻炼的朋友互相督促进行锻炼吗？
    A. 经常　　B. 有时　　C. 偶尔　　D. 从不
20. 您认为对您坚持锻炼起最重要作用的是：
    A. 自己的坚持　　B. 医护人员的督促和帮助　　C. 家人朋友的支持
    D. 同样需要进行心脏康复运动锻炼的朋友的互相帮助

21. 您认为影响您坚持锻炼的主要因素是：
_____

22. 您对心脏康复运动锻炼过程中医护人员工作的意见、期许和建议是：
_____

附录6 教学方案

太极心康方案教学方案

部分	课程内容	学练要点	教学提示	重复次数	时长
拳境引入	无极桩、直臂升降、曲臂升降、抱球开合、对掌开合、左右旋拧、左右虚实、全身拍打、马步撑肩、摩运膝盖	心静体松，呼吸均匀，起吸落呼，开吸合呼	动作缓慢，节奏均匀，精神集中，意识内收	1×8	8~10分钟
太极（八法五步）	（1）起势（2）左掤势（3）右掤势（4）左挤势（5）双按势（6）右采势（7）左捌势（8）左肘势（9）右靠势（10）右掤势（11）左捋势（12）右挤势（13）双按势（14）右采势（15）右捌势（16）右肘势（17）左靠势（18）进步左右掤势（19）退步左右捋势（20）左移步左挤势（21）左移步双按势（22）右移步右挤势（23）右移步双按势（24）退步左右采势（25）进步左右捌势（26）右移步右肘势（27）左移步左靠势（28）左移步左肘势（29）右移步右靠势（30）中定左右独立势（31）十字手（32）收势	注意太极拳锻炼的核心要素，即形、意、气，也就是在练习过程中学会"练形""运气""用意"，三者协调配合，以意导气，以气运身	首先，"形"是指在太极拳练习过程中要采用正确的太极拳动作姿势。其次，"气"是指太极拳的锻炼强调呼吸的配合，呼吸要求深、匀、细、长。最后，"意"则强调练习者全神贯注地用意识来引导每一个动作	1×7	25~30分钟

（续表）

部分	课程内容	学练要点	教学提示	重复次数	时长
弹力带太极功法训练	弹力带太极开合功、弹力带太极旋拧功、弹力带太极缠绕功	以腰带臂，缓慢发力，开吸合呼，转腰吸气，摆正呼气	其根在脚，发于腿，主宰于腰，行于手指。弹力带与太极手法、呼吸配合协调	3×3	8~10分钟
意气放松	坐式调息、拍打肩井穴、运膻中穴与气海穴、摩环跳穴与气海穴、扣齿、浴面、肩肘腕关节旋拧、躺式耸肩	放松身体，调整呼吸，收敛意识，缓解疲劳	通过放松调整呼吸，通过抖动、按摩、拉伸等动作做好整理运动，使身心逐渐回到平静状态	1×8	8~10分钟

常规运动康复方案教学方案

部分	课程内容		学练要点	教学提示	重复次数	时长
准备部分	上肢：头部运动、肩关节绕环、扩胸运动、振臂运动		动作协调，节奏均匀，呼吸顺畅，在运动过程中避免憋气。身体各关节肌肉激活，降低肌肉的粘滞性；关节活动幅度逐渐加大，达到身体微微出汗的效果，防止运动损伤	着装宽松，保持动作频率，动作角度、力度，精神集中	2×8	8~10分钟
	躯干：腰绕环、俯背运动、侧俯拉肋					
	下肢：膝关节屈伸运动、踝关节绕环					
有氧操部分	左右横移步、胯下击掌、横向开合跳、后踢腿、纵向开合跳		动作协调，节奏均匀，呼吸顺畅，在运动过程中避免憋气	练习时循序渐进，注意动作幅度准确到位，重心移动平稳	3×8	25~30分钟

(续表)

部分	课程内容	学练要点	教学提示	重复次数	时长
抗阻训练	肩背练习、三角肌练习、胸大肌练习、肱二头肌练习、卷腹、臀桥	主要是根据关节的屈、伸、外展、内收选择动作，动作节奏缓慢均匀，不可过分勉强，防止运动损伤	保持运动频率，运动过程中避免出现憋气现象，精神集中	一组8~12次 重复3~5组	8~10分钟
放松部分	背部肌肉放松、臀部肌肉拉伸、腘绳肌拉伸、内收肌群拉伸、肩袖肌群拉伸	动作缓慢，动作幅度逐步加大，使各部位得到充分拉伸，切忌突然发力。让机体由激烈的运动状态逐渐过渡到安静状态	注意循序渐进，避免过度拉伸	1×8	8~10分钟

附录7 实验记录单

太极心康方案组

日期/课次	年 月 日 第 次课			
阶段	安静状态运动前	太极八法五步运动中	太极八法五步运动后即刻	整节课运动后即刻
心率（次/min）				
血压（mmHg）				
SpO₂				
Borg		□5 □4 □3 □2 □1		
掌握程度		□5 □4 □3 □2 □1		
放松程度		□5 □4 □3 □2 □1		
心静程度				
不良事件	□我在此运动过程中无不良事件 □我在此运动过程中发生不良事件 若有请注明原因及处理措施：			
心得体会				
签字				

129

常规运动康复组

日期课次	年	月	日	第 次课
阶段	安静状态运动前	有氧操运动中	有氧操运动后即刻	整节课运动后即刻
心率（次/min）				
血压（mmHg）				
SpO₂				
Borg				
掌握程度		□5 □4 □3 □2 □1		
放松程度		□5 □4 □3 □2 □1		
心静程度		□5 □4 □3 □2 □1		
不良事件	□我在此运动过程中无不良事件 □我在此运动过程中发生不良事件 若有请注明原因及处理措施：			
心得体会				
签字				

附录8 运动处方单

中国人民解放军总医院
心脏康复运动治疗单

编号 248
门诊号 40190640

姓名 ___ 性别 男 年龄 62 日期 2019.11.6 住院号 ___
临床诊断 PCI后 　　　服药情况 ___

临床情况	☐ 心肌梗塞　☐ 冠脉搭桥术　☑ 冠脉介入 ☐ 心绞痛　☐ 充血性心力衰竭　☐ 其它_____
心脏康复危险分层	☐ 低危　　☐ 中危　　☑ 高危
告知内容	☑ 何时停止运动/休息　☑ 监测设备使用　☑ 热身及放松 ☑ 主观感觉用力（Borg）评分　☑ 运动不耐受的症状 ☑ 器材使用　☑ 家庭运动　☑ 避免 Valsalva 动作
运动计划	代谢当量峰值: 2.9 METs ☑ 运动负荷试验　☐ 其它　峰值心率: ___ 次/分; 运动负荷试验症状: ___; 出现症状时的心率: ___
峰值运动量: 2.4 METs	靶心率: 76-86 次/分　主观感觉用力（Borg）评分: 11-13 分
运动强度	☑ 低强度　☐ 中等强度　☐ 高强度
运动形式	运动前后热身+恢复运动: 15分钟 踏车训练（___ W）___ 分/次，___ 次/周 步行训练（4.5 Km/h）, 30 分/次, 6-7 次/周 阻抗运动: 弹力带/器械（形式）, 6-10 组肌群/次, 　　　　　2-3 次/周, Borg 评分 11-13 分 柔韧运动: 6-10 组肌群/次, 2-3 次/周 平衡训练: 2-3 次/周

医师签名 _____

附录9　Borg主观疲劳程度量表

等级	主观感觉
6	根本不费力
7	极其轻松
8	
9	很轻松
10	轻松
11	
12	有点吃力
13	
14	
15	吃力
16	非常吃力
17	
18	
19	极其吃力
20	精疲力竭